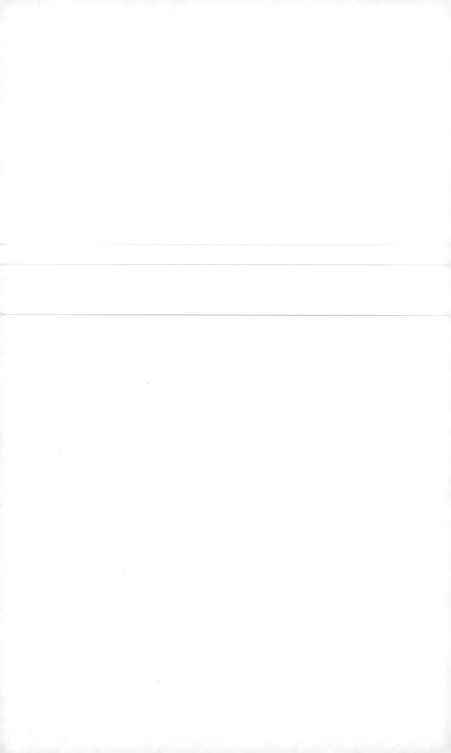

Cuida tu piel

Redbook

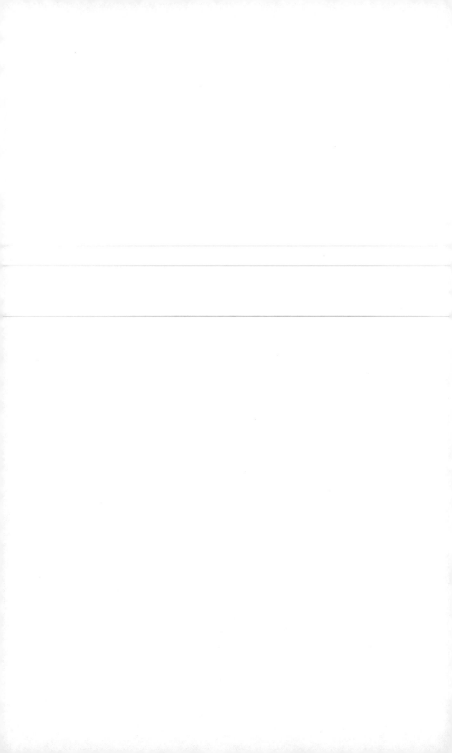

Cuida tu piel

Monica Blanchet

ROBIN
BOOK

© 2018, Monica Blanchet

© 2018, Redbook Ediciones, s. l., Barcelona

Diseño de cubierta e interior: Regina Richling

ISBN: 978-84-9917-530-0

Depósito legal: B-12.605-2018

Impreso por Sagrafic, Pasaje Carsi, 6

08025 Barcelona

Impreso en España - *Printed in Spain*

Índice

Introducción 9

1. La estructura de la piel 15

   La epidermis, la capa más externa 18

   Ahora hablemos de la dermis, la capa interna 20

   Los adipocitos, el lugar donde se almacenan
   las grasas 23

   ¿De qué nos protege la piel? 25

2. Tipos de piel 35

   De todo un poco: la piel mixta 37

   Con un exceso de secreción sebácea: la piel grasa 46

   La piel seca y el envejecimiento 52

   ¿Enrojecimiento? ¿Irritaciones? Se trata de
   piel sensible 58

3. Cómo combatir el paso del tiempo 71

   Las inevitables arrugas 74

   Cuidados apropiados frente a agentes externos 84

   La piel, el espejo del alma 95

   Los radicales libres 99

   Tratamientos naturales de la piel 104

   Cómo tratar algunos problemas de la piel 132

Bibliografía 141

Introducción

El tejido más externo, el que cubre la totalidad del cuerpo y lo protege de las agresiones externas, el de mayor tamaño…

La piel es un órgano tan extenso como variadas son sus funciones. Ofrece protección a los órganos internos del cuerpo, esto es, se constituye como una especie de barrera protectora que impide que los órganos se lesionen. También es el órgano de la sensibilidad por excelencia, con células sensibles al tacto, a la temperatura, a la presión, al dolor… Desempeña un papel importantísimo a la hora de mantener la temperatura del cuerpo. Cuando esta es elevada, las glándulas sudoríparas producen sudor para enfriarlo. Y si la temperatura es baja, los vasos sanguíneos en la dermis se contraen para conservar el calor natural del cuerpo.

De igual manera, la epidermis presenta una capacidad especial para retener el agua, contribuye a su elasticidad, además de mantener el equilibrio respecto a los fluidos y electrolitos del cuerpo.

Cuidar la piel y que tenga un aspecto radiante no depende de cremas carísimas ni de tratamientos largos y dolorosos. Solo hay que tener un poco de sentido común y seguir unas reglas básicas. Todos somos conscientes de que el cuidado de este órgano requiere cuidados especiales, ya que constantemente lo estamos exponiendo al medio ambiente, muchas veces contaminado y hostil. Sin embargo, con la gran cantidad de productos dermatológicos que existen e inundan el mercado, muchas veces no sabemos qué hacer y qué métodos debemos observar para cuidarla mejor y mantenerla saludable.

Lo primero que hay que tener en cuenta es la naturaleza de la piel, y asegurarse de elegir los productos adecuados a cada tipo de piel. No es lo mismo una piel seca que una grasa. Ciertas partes del cuerpo tienen una capa más fina y frágil, y por tanto requieren de cuidados especiales.

Todo empieza con una limpieza suave con el fin de no atacar la piel y conservar su equilibrio, usar una o dos veces un exfoliante adaptado, que sea eficaz, suave y respetuoso, con el fin de purificar la piel respetando su equilibrio. Y no olvidar la hidratación, no en vano la piel está compuesta por un 70% de agua. Protegerse del sol, utilizar maquillajes hipoalergénicos y huir de la contaminación, el tabaco y el estrés son otros de los condicionantes básicos para llegar a la vejez con una piel sana y en perfecto estado.

Este libro le conducirá a un conocimiento más exhaustivo de la piel humana para que así pueda conocerse mejor y aplicar los mejores remedios naturales más adecuados para su tratamiento y cuidado.

1. La estructura de la piel

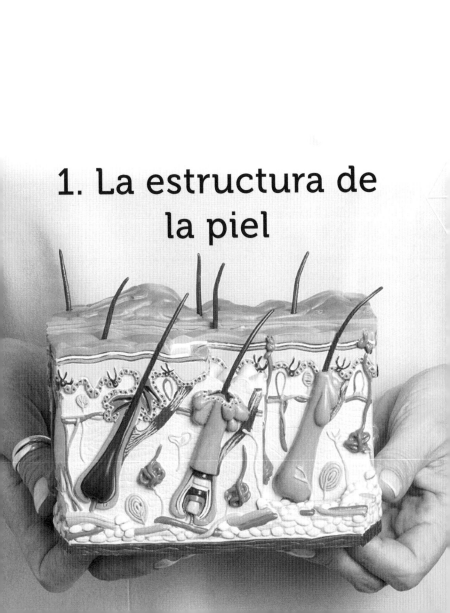

Se trata del mayor órgano del cuerpo humano. Su superficie abarca casi dos metros cuadrados. Y es la barrera protectora que aísla al organismo del medio que la rodea, protegiéndolo y contribuyendo a mantener íntegras sus estructuras, favoreciendo el intercambio con el entorno.

Según las distintas partes del cuerpo, puede variar su espesor, así como haber no presencia de vello o de distintos tipos de glándulas. La piel está constituida por tres capas sucesivas: la más superficial o epidermis, la dermis o capa intermedia y la hipodermis, que es la más profunda.

La piel está formada por unas glándulas sudoríparas que se hallan distribuidas por todo el cuerpo, especialmente en las palmas de las manos y en las plantas de los pies. Cada glándula dispone de una serie de túbulos enrollados en el tejido subcutáneo, y un conducto que se extiende a través de la dermis y forma una espiral enrollada en la epidermis. Estas glándulas tienen forma de saco y segregan el sebo que lubrica la piel y la ablanda.

Monica Blanchet

La epidermis, la capa más externa

La cutícula o epidermis es la capa más externa. Constituida por varias células de grosor, posee una capa externa de células muertas que se regeneran constantemente por otras nuevas que proceden de la capa basal externa y que contiene células que se hallan en división constante. Las células van ascendiendo a la superficie, donde son eliminadas y reemplazadas por otras nuevas, que contienen la melanina que pigmenta la piel. La epidermis nos protege de las agresiones externas y se encarga de mantener el nivel adecuado de los líquidos internos, permitiendo su permeabilidad y que algunos de ellos puedan salir al exterior.

La zona más externa consta de dos capas, la córnea y la denominada de Mapphigi. La capa córnea está formada por células muertas que el organismo elimina de forma natural a un ritmo aproximado de 30.000-40.000 células diarias. Las células muertas se acumulan sobre la superficie formando una capa de queratina que debe eliminarse para que la piel goce de buena salud. La capa de Mapphigi contiene unas células conocidas como melanocitos que son las encargadas de producir la melanina, que da la coloración a la piel, al pelo y al iris del ojo.

PIEL HUMANA

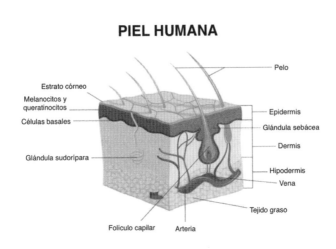

- Pelo
- Estrato córneo
- Melanocitos y queratinocitos
- Células basales
- Epidermis
- Glándula sebácea
- Dermis
- Glándula sudorípara
- Hipodermis
- Vena
- Tejido graso
- Folículo capilar
- Arteria

La melanina

La melanina es la encargada de determinar el color de nuestra piel, y también se encuentra en el pelo, el iris del ojo, el oído interno y el cerebro.

La melanina es producida por los melanocitos en la capa basal de la epidermis. En general todos tenemos la misma cantidad de melanocitos, aunque en algunas etnias o personas en particular expresan los genes productores de melanina, por lo que hay diferentes niveles de melanina en la piel. Un ejemplo son los albinos, que tienen muy poca melanina en su piel. La función de la melanina es actuar como un filtro para evitar daños a las capas más profundas y delicadas de la piel, debido a la penetración de los rayos ultravioletas. Además, es una molécula estable y resistente a la digestión por ácidos y bases.

La epidermis es una capa muy delgada de la piel, aunque su grosor varía en distintas partes del organismo. En las plantas de los pies o de las manos puede llegar a medir 1'5 mm, pero en el contorno de los ojos es inferior a 0'04 mm.

Ahora hablemos de la dermis, la capa interna

Constituida por una red de colágeno y fibras elásticas, capilares, nervios, lóbulos, folículos pilosos y glándulas sudoríparas, sirve para aportar resistencia a la tracción y elasticidad. Se divide en dos capas.

❑ El estrato papilar (*stratum papillare*): el estrato papilar se encuentra estrechamente unido a la epidermis y la penetra en forma de muñones (papilas). En la capa papilar hay muchos vasos sanguíneos pequeños (capilares) y melanocitos. Pero también se producen un gran número de células del sistema inmunológico (mastocitos).

❑ El estrato reticular (*stratum reticulare*): el estrato reticular se compone principalmente de grupos de fibras de colágeno. Está tras la capa papilar e inmediatamente adyacente al tejido subcutáneo.

En la dermis, tal y como se ha mencionado, existen varios estratos, entre ellos podemos encontrar:

◆ Las glándulas sudoríparas, que tienen forma de tubo en espiral que se proyecta al exterior y que producen el sudor que sale a la dermis a través de los poros. Gracias al sudor, se eliminan las toxinas y se regula la temperatura corporal.

◆ Las glándulas sebáceas tienen forma de saco y se encargan de producir sebo o grasa. Su función es lubricar y proteger la piel, y hacerla impermeable al agua.

❏ Las células adiposas se encuentran en la parte inferior de la dermis y su función es proteger el organismo, protegiéndolo de los golpes y proporcionando calor.

❏ Los folículos pilosos, en forma de tubo, son los encargados de producir los pelos. Cada folículo piloso está lubricado por una glándula sebácea que proporciona al pelo la grasa necesaria para abrillantarlo y protegerlo de la humedad.

❏ Los vasos sanguíneos son los encargados de irrigar las diferentes células de la piel a través de los capilares.

❏ Las fibras de colágeno y la elastina se encargan de mantener la piel tersa, elástica y joven.

❏ Las fibras nerviosas son las responsables de las sensaciones. Se forman cuando los receptores envían al sistema nervioso la información percibida y pueden identificar las sensaciones térmicas (calor o frío), las sensaciones de presión (el peso de los objetos), las sensaciones táctiles (la forma, la textura, el tamaño de los objetos), o las sensaciones dolorosas (capaces de captar el dolor).

La dermis contiene glándulas sebáceas, sudoríparas y odoríferas en gran número. Las sudoríparas se encuentran, sobre todo, en las axilas, así como en la palma de las manos y en la planta de los pies. Un cuerpo suda un promedio de medio litro de agua al día, pero esta cantidad puede incrementarse si se realizan grandes esfuerzos físicos o bien se expone el cuerpo a un calor intenso. Con la secreción del sudor el organismo trata de mantener constante la temperatura corporal. El sudor está compuesto de agua, sales, urea y ácidos grasos. Al secretarse por las glándulas sudoríparas no emite ningún olor, sin embargo, al entrar en acción, las bacterias que viven sobre la piel modifican las propiedades químicas del sudor y es entonces cuando se forma el característico olor que se percibe al sudar.

Las principales células de la dermis son los fibroblastos, esenciales para la firmeza y la densidad de la piel. Entre sus funciones destaca su capacidad de producir todas las moléculas de sostén, como el colágeno y las fibras elásticas. Los fibroblastos sintetizan la sustancia fundamental de la matriz dérmica, verdadero gel que estructura la piel.

Esta sustancia está constituida por ácido hialurónico, glicoproteínas y proteoglicanos, que rellenan el espacio entre las fibras y las células dérmicas, permitiendo que la piel esté tersa, flexible e hidratada. Si la cantidad de fibroblastos presentes en la dermis disminuye, las enzimas de degradación se hacen más numerosas y el contenido en agua de la piel disminuye. Aparecen entonces arrugas y la piel pierde firmeza.

Las fibras nerviosas tienen unas terminaciones que se conocen como corpúsculos:

- Corpúsculos de Paccini: Aparecen encapsulados. Están formados por una serie de capas en espiral formadas por tejido conectivo aplanado que recuerdan por su forma a las cebollas. Se encargan de recoger las vibraciones y la presión, por eso son muy abundantes en las manos y en los pies.

- Corpúsculos de Ruffini: Tienen forma alargada y aparecen en la parte más profunda de la dermis. Su función consiste en captar las deformaciones de la piel y de los tejidos subcutáneos. Captan también el calor. Son más abundantes en la mano por la cara de arriba.

- Corpúsculos de Meisner: En forma de huevo, aparecen principalmente en la punta de los dedos y de los pies. Responden a suaves tactos sobre la piel. Son capaces de detectar rápidamente la forma que tienen los objetos así como sus texturas.

- Corpúsculos de Krause: Aparecen encapsulados en el nivel más profundo de la piel. Tienen una forma similar a los corpúsculos de Paccini, aunque son más pequeños y de forma algo más redondeada. Se cree que son capaces de detectar el frío. Pueden encontrarse en la boca, la nariz, los ojos, la lengua, los genitales, etc.

Los adipocitos, el lugar donde se almacenan las grasas

La hipodermis es la capa más espesa de la piel. Está unida a la dermis mediante las fibras de elastina y de colágeno. Constituida por los llamados adipocitos, que son las células especializadas en la producción y almacenamiento de grasas, son muy necesarias para la producción de la energía vital del organismo.

El conjunto de adipocitos forma un sostén flexible para evitar que la piel se deforme por algún golpe o presión extraordinaria, y también le otorgan a la piel una función aislante que participa muy activamente en la termorregulación de la piel.

Adipocito blanco   Adipocito pardo

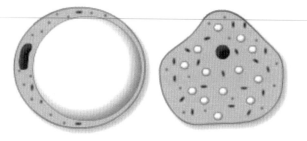

Los llamados adipocitos constituyen la reserva energética de la piel, capaces de almacenar las grasas en forma de triglicéridos. Además, también participan en la producción de hormonas y en la síntesis de moléculas implicadas en la reacción inflamatoria. Hay dos tipos de adipocitos: los blancos, que representan el 15% del peso de una persona y se consideran una de las mayores reservas de energía y los adipocitos pardos, presentes especialmente en los animales que hibernan y en los recién nacidos. Sirven para que los bebés puedan adaptarse al cambio de temperatura en el momento de nacer.

¿De qué nos protege la piel?

La superficie de la piel no es totalmente lisa, contra lo que pudiera parecer, sino que presenta un cierto relieve constituido por innumerables pliegues.

Los más grandes son visibles con facilidad, y envuelven las articulaciones permitiendo su movilidad, son los llamados pliegues articulares. Los que aparecen sobre las pequeñas articulaciones aparecen alrededor de los orificios naturales o de estructuras como las uñas. Los pliegues musculares son debidos a la presencia de músculos superficiales que mueven la piel, siendo los más característicos los de la cara. Los pliegues más pequeños constituyen la cuadrícula normal de la piel: se trata de una serie de surcos y depresiones que surgen de la unión dermoepidérmica. Los llamados surcos interpupilares son más evidentes en las palmas de las manos y plantas de los pies, y constituyen las huellas dactilares. Los orificios de la piel están constituidos por tres tipos de estructuras fundamentalmente: las glándulas sebáceas, cuyo poro se abre a un pelo de mayor o menor tamaño (salvo en las palmas de las manos donde se abren directamente a la piel); las glándulas sudoríparas ecrinas, que se abren directamente a la piel; y las glándulas sudoríparas apocrinas, que se abren a un pelo, pero que son exclusivas de la zona axilar y anogenital.

Los surcos de la piel se hacen evidentes con el paso de los años, se asocian a la pérdida de elasticidad y a la consistencia de los tejidos, por lo que acabarán formando un tipo de pliegues que se conocen popularmente como «arrugas».

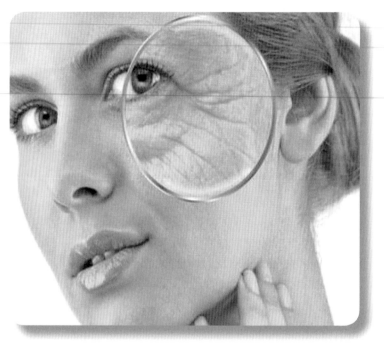

Por último están los llamados poros cutáneos, el orificio externo del canal de salida de las glándulas sudoríparas y sebáceas.

La piel cumple numerosas funciones en el organismo:

- **Como protección:** Protege nuestro cuerpo del mundo exterior. Por ejemplo de los traumatismos.

- **Termorregulación:** Regula la temperatura constante de 37 grados que el individuo necesita. Por ello se le da el nombre de corazón periférico.

- **Sensibilidad:** Por esta función es que sentimos calor, frío, etc... Por ello se le da el nombre de cerebro periférico.

- **Depósito:** Es una eficiente reserva de múltiples sustancias como minerales, sustancias grasas, sustancias orgánicas, hormonas, vitaminas, etc...

- **Función excretora:** Es la eliminación de distintas sustancias a través del sudor y la secreción sebácea.

- **Antimicrobiana:** Es la primera gran defensa del organismo y actúa como una barrera natural. Si esta barrera se rompe se producen las infecciones.

- **De pigmentación:** En la capa basal de la epidermis se encuentran las células melanógenas, que producen la melanina, que es la que da las distintas tonalidades a la piel.

Las bacterias forman parte de la capa protectora ácida de la piel, ya que necesitan un medio ácido para poder existir en número suficiente. La piel debe tener un pH que oscile entre cuatro y seis. En la capa protectora ácida de la piel se encuentran presentes determinadas proteínas que impiden que los agentes patógenos externos penetren en la piel o que incluso los destruyen.

Esta capa protectora ácida es un sistema muy complejo y sofisticado que protege la piel de las enfermedades. Las bacterias, los virus y las esporas de hongos no tienen ninguna posibilidad de proliferar ante una capa protectora ácida sana. De esta manera, se convierte en el primer sistema de defensa del sistema inmunológico. El sensible equilibrio existente entre los microorganismos que la forman puede verse alterado por enfermedades, pero especialmente por unos cuidados inapropiados o una higiene excesiva.

Entre la dermis y la zona más subcutánea se halla una red de pequeños vasos linfáticos y sanguíneos, encargados de suministrar nutrientes a la piel y excretar toxinas. En esta área tienen lugar importantes procesos metabólicos. Así, la piel es capaz de sintetizar vitamina D a partir de una sustancia base que es un compuesto del colesterol. El proceso químico de producción de vitamina D en el organismo solo se pone en marcha cuando la piel se ha expuesto al sol durante un determinado tiempo. Es por esta razón que durante el invierno se produce una mayor carencia de esta vitamina.

Los principales componentes en esta zona son los lípidos y el agua. En el tejido subcutáneo también se encuentran las raíces de los cabellos que pueden regenerarse en un continuo proceso cíclico.

En la zona subcutánea se halla la práctica totalidad de las células grasas de la piel. Son células que suelen encontrarse unidas entre sí formando pequeñas islas y que están rodeadas de un tejido conjuntivo, las denominadas fibras colágenas.

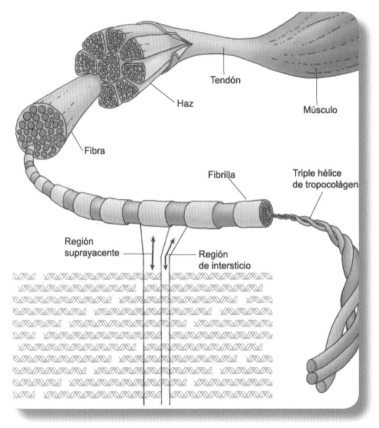

Gracias a esta estructura, la piel presenta su característica firmeza y elasticidad. La función de esta zona es proteger al organismo del frío, aunque también es un útil almacén de energía. La piel acumula grasa en distinto grado según la región del cuerpo. En la comisura de los labios y en la parte anterior del cuello, el subcutis es muy fino, por lo tanto ahí se desarrollan las arrugas con facilidad.

Los puntos en que se concentra la grasa se hallan regulados por las hormonas. Por tanto, en las mujeres la grasa se acumula en el área de las caderas, las nalgas y los muslos, mientras que en los hombres se concentra alrededor del torso.

Esta zona subcutánea también es un importante almacén de agua que se va regenerando constantemente. Cuando este proceso deja de funcionar, se pueden formar retenciones que den lugar a edemas. O se den casos de piernas hinchadas cuando hace mucho calor y hay retención de líquidos. Las altas temperaturas dilatan los vasos, lo que provoca que los fluidos se concentren en las extremidades inferiores y dificulten la circulación de retorno.

El deterioro de la piel o envejecimiento cutáneo prematuro puede ser debido a factores internos o externos:

❏ Factores externos: se considera que el principal enemigo de la piel es el sol. Tampoco se debe prescindir totalmente de los rayos del astro rey, ya que en exposiciones poco frecuentes (de corta duración si la intensidad lumínica es muy alta y en exposiciones prolongadas si la intensidad lumínica es muy baja), ayudan a la piel a regular la secreción sebácea y a sintetizar la vitamina D, entre otras cosas. Los jabones usados en exceso y otros factores participan en la desprotección de la epidermis.

❏ Factores internos: esto principalmente es debido a problemas de alimentación, al no llevar una dieta equilibrada en vitaminas nuestra piel se debilita. También se puede producir al introducir en el organismo toxinas muy reactivas como las que ingieren los fumadores, drogadictos, alcohólicos, etc.

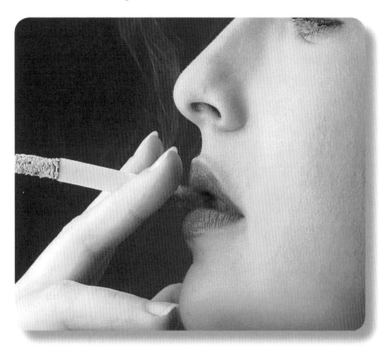

La piel es también el espejo de algunas de nuestras emociones, no hay que olvidarlo. Podemos enrojecer de alegría, de vergüenza o de ira. La irrigación de la cara aumenta debido a la acción de determinadas hormonas activadas por las emociones. Por el contrario, se palide-ce al experimentar miedo, debido a que se refuerza la circulación sanguínea hacia el corazón en forma refleja. Las personas especialmente sensibles pueden sentir estremecimientos de placer o escalofríos que recorran su espalda. O erizársele el vello por una contracción repentina de la piel. Además, existen otras alteraciones que pueden deberse a nuestros estados de ánimo. Así, una piel normal puede manifestar de pronto manchas rojas, presentar reacciones de hipersensibilidad hacia determinados agentes medioambientales o mostrar erupciones. Son reacciones que pueden deberse al estrés o a influencias negativas que minan el ánimo. Los mismos granos de la piel pueden tener su causa en las alteraciones de la psique.

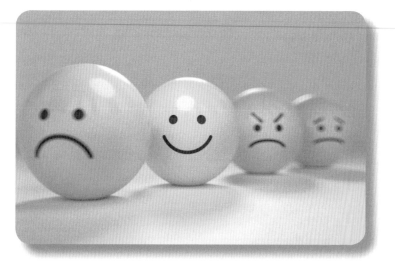

A su vez, los estados positivos pueden tener un efecto beneficioso: las personas equilibradas y felices suelen irradiar un brillo especial. La causa suele estar en la compleja interacción entre el estado de ánimo emocional y la producción hormonal del cerebro que influye en las funciones de los órganos y, por tanto, en el aspecto de la piel.

Una piel sana suele tener un aspecto suave y presentar poros finos, tiene una buena irrigación y es muy elástica. Su aspecto no suele verse alterado por granos, ni brillo sebáceo, ni arrugas prematuras, ni desescamación. Las glándulas sebáceas y sudoríparas funcionan con normalidad y producen secreciones ni en exceso ni en defecto. La piel cuenta con las defensas adecuadas frente a los agentes externos, y su capa protectora ácida se encuentra en buen estado. No obstante, son pocas las personas que presentan este tipo de piel ideal normal.

2. Tipos de piel

No todas las pieles son iguales, cada una de ellas requiere de unos cuidados específicos. Al conocer bien el tipo de piel se puede paliar ciertos problemas que la aquejan, y saber qué tipo de producto natural puede ser más beneficioso.

De todo un poco: la piel mixta

La limpieza del rostro a diario es fundamental para todo tipo de piel. Pero en el caso de la piel mixta esto tiene una dificultad añadida. A grandes rasgos una piel mixta significa que hay un tipo de piel graso, mientras que el resto suele ser seco. La parte más grasa suele darse en el centro de la cara hasta la barbilla, pasando por la nariz hasta la frente, mientras que el resto –por encima de las cejas– suele ser seca.

La piel mixta cambia a lo largo de la vida, pero también influye el paso de las estaciones. En invierno la piel mixta tiende a la sequedad; en cambio, en verano, las glándulas sebáceas secretan más grasa. La piel mixta se diferencia más en la juventud, mientras que con los años tiende a homogeneizarse.

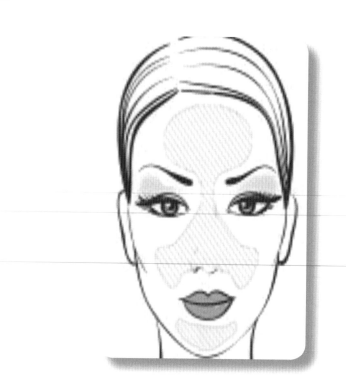

En el rostro, la piel tiende a ser más grasa en la nariz, la frente y la barbilla. Esta es la famosa zona «T», llamada así debido a la forma adoptada por las tres partes a la vez. Así que la piel de la nariz, la frente y la barbilla tiene las características de la piel grasa. Son suaves y tienen un aspecto brillante, a veces con imperfecciones. La piel es a menudo espesa y los poros están más bien dilatados. El tono es opaco debido a que el exceso de sebo producido retiene las impurezas, lo que impide que la luz se refleje. Fuera de la zona «T», es decir, en las mejillas y la sien, la piel es más bien seca. Como carece de agua y no produce suficiente sebo, tiene a menudo un aspecto apagado. Aunque no nos guste llevar esta sustancia grasa, cuando se produce en cantidades normales, tiene la ventaja de reflejar la luz. Al tacto, las zonas secas de las pieles mixtas son rugosas, tensas y a veces estriadas. Están tirantes y producen un malestar que nos es incómodo.

Una piel mixta suele responder a las condiciones medioambientales de forma óptima. Así, las zonas laterales expuestas en menor medida a los efectos del viento, la lluvia, el sol, el frío o el calor, presentan menos glándulas sebáceas porque no necesitan protegerse del frío de forma tan intensa. Por el contrario, la zona central de la cara, sí que precisa de una buena protección, razón por la que las glándulas sebáceas se encuentran aquí en gran número en el tejido conjuntivo. Estas producen el sebo cutáneo, que recubre la piel de una película protectora, de forma que pueda hacer frente al viento y a las inclemencias del tiempo sin resultar dañada. Pueden aparecer pequeños granos en la zona «T», pero no suelen ser muy importantes y desaparecen rápidamente si se cuidan de manera oportuna.

En la zona «T», es decir, la barbilla, la nariz y la frente, las pieles con tendencia mixta pueden tener imperfecciones tales como los temidos puntos negros, también conocidos como espinillas abiertas.

Este tipo de imperfección corresponde a una acumulación de sebo en la salida del conducto sebáceo. El color de la espinilla es debido a la reacción de los lípidos del sebo con aire en la superficie de la piel (se dice que la espinilla «se oxida»). Si el punto negro se infecta, entonces se convierte en un grano rojo o blanco. Así que para evitar esto, ¡hay que ocuparse de la piel mixta con mucha atención! Fuera de la zona T, la piel mixta es más bien normal o seca. Si está seca, es que carece de agua y algunas veces de lípidos. La producción de sebo es insuficiente, la piel se deshidrata, está tirante. ¿La solución? La hidratación mediante los productos adecuados.

Para cuidar una piel mixta basta con lavar el cutis, elcuello y el pecho con agua templada o fría abundante. Después se deja que escurra el agua o se seca con una toalla de rizo suave, dándose unos golpecitos con ella. Los granos o la capa más grasa se pueden limpiar con loción facial y un tapón de algodón sobre las diferentes partes de la zona T. Después, se aplica una crema hidratante sobre la zona central de la cara y con profusión sobre las mejillas, alrededor de los ojos y el cuello. Por la noche, la piel debe lavarse minuciosamente, no solo con agua, ya que la piel ha estado durante todo el día expuesta a diferentes tipos de contaminación. Las partículas de polvo y suciedad deben eliminarse a conciencia. Se puede emplear un producto de limpieza para piel normal o mixta, como una leche limpiadora, un gel o un jabón de pH neutro. Al contacto con agua, se convierte en espuma, con lo que se lavan el cutis y el cuello. Hay que prestar especial atención a la zona T y a los recovecos alrededor de las aletas nasales. Finalmente, se elimina el agua y la suciedad con agua caliente.

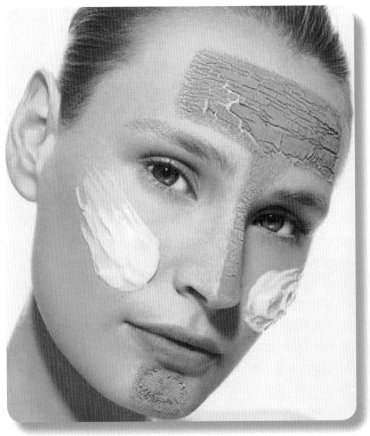

También es recomendable emplear una mascarilla. No hay que emplear un producto para toda la cara, sino aplicar en la zona T una mascarilla especial para pieles grasas, por ejemplo con salvado de almendras. A los diez minutos se retira la mascarilla y los restos se aclaran con agua. En las zonas laterales se puede aplicar una mascarilla hidratante, como por ejemplo un producto con agua marina o un hidromel. Una vez transcurrido el tiempo de actuación, esta mascarilla también se aclara con agua abundante.

La medicina ayurvédica recomienda el empleo de leches y cremas que limpien y nutran la piel mixta sin dañar la protección ácida de la piel. En caso de acné es recomendable el té de manzanilla o el agua de hamamelis, ya que tienen un efecto antiinflamatorio y no resecan la piel. Tras la limpieza es muy útil emplear unas gotas de aceite de almendras o de sésamo. Estos aceites suaves protegen las áreas secas del cutis y combaten las arrugas en torno a los ojos. Y también contrarrestan el exceso de producción sebácea en la frente, la nariz y la barbilla de forma suave, a diferencia de otros productos desengrasantes.

Con el tiempo, las pieles mixtas tienden a deshidratarse, como las pieles secas. También son propensas a una pérdida de la flexibilidad y tonicidad, y a la aparición de arrugas en las zonas secas. El tono se apaga de forma gradual y pueden aparecer irregularidades, como las manchas ¿La mejor arma para contrarrestar esta evolución? La prevención a través de la hidratación: adopte la costumbre de beber mucha agua y nutrir su piel con los productos apropiados, tendrá todas las oportunidades para ralentizar de manera significativa los efectos del tiempo en la piel.

Un ingrediente natural para pieles mixtas

La avena es un excelente ingrediente natural para cuidar la piel mixta. Ofrece al mismo tiempo una acción limpiadora, absorbiendo toda la suciedad acumulada en la piel, y una función hidratante ideal para proteger las zonas más secas del rostro. Además, en combinación con el limón le puede ayudar a eliminar las células muertas e impurezas de la piel y controlar la producción de sebo.

Para preparar esta mascarilla casera solo hay que mezclar tres cucharadas de avena, un poco de agua caliente y el zumo de medio limón. Primero, se coloca la avena en una taza, se agrega el agua caliente hasta crear una pasta y se va añadiendo poco a poco el zumo de limón. Remueva todos los ingredientes y cuando obtenga una pasta homogénea, aplíquela sobre el rostro bien limpio dejando que actúe durante 20 minutos.

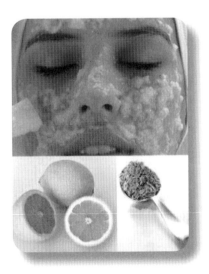

Test para identificar cuál es su tipo de piel

Para identificar cuál es su tipo de piel empiece por preparar una hoja de papel impermeable a la grasa o de papel secante. A continuación, lávese la cara y el cuello con su producto de limpieza habitual. Observe su cutis en un espejo grande y bien iluminado y aplique el papel impermeable a la grasa o secante sobre la nariz, las mejillas y la frente. Retire el papel y marque las casillas que correspondan:

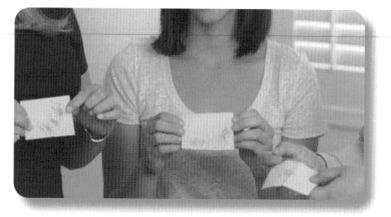

El papel impermeable a la grasa o el papel secante muestra claras marcas de grasa	A
La piel tiene un aspecto más bien apagado	B
La piel presenta poros pequeños	B
La piel presenta poros grandes	A
La tez tiene un aspecto brillante	A
La tez tiene un aspecto rosado y terso	B

La tez es algo pálida — **A**

Nota la piel tirante e irritada después de lavársela solo con agua — **C**

Alrededor de la boca tiene pequeñas manchas rojas — **C**

Encima de la nariz presenta descamación o bien la piel tiene un aspecto seco — **B**

Tiene espinillas con frecuencia — **A**

En torno a los ojos tiene pequeñas manchas rojizas y los bordes de las cejas son ralos — **C**

No puede tolerar un gran número de productos cosméticos — **C**

Tras aplicarse la crema, la piel la absorbe en seguida sin problema… — **B**

Si ha marcado la letra A en su mayoría su piel tiende a ser grasa, por tanto abundarán las espinillas y los granos con cierta frecuencia. En una piel grasa es más difícil que se formen arrugas. Si ha marcado la letra B su piel tiende a ser seca, por lo que necesitará un mayor número de cuidados con productos hidratantes. En cambio, no aparecerán los molestos granos ni las espinillas. Si ha marcado la letra C resulta que tiene una piel sensible, lo que significa que deberá tener mucho cuidado con la elección de los productos cosméticos y que le cueste encontrar uno que tolere bien. Una piel sensible bien cuidada suele tener un aspecto especialmente suave. Y, si ha marcado todas las letras por igual, significa que tiene la piel mixta, por otro lado, el tipo de piel más extendido. No precisará de cuidados especiales y podrá tolerar bien la mayoría de productos.

Con un exceso de secreción sebácea: la piel grasa

La piel grasa se caracteriza por tener un mayor espesor, mayor dilatación de sus poros y un exceso de secreción sebácea. Su aspecto es húmedo y brillante y con frecuencia se acumulan puntos negros o espinillas, debido a la tendencia natural en la formación de impurezas, característica de este tipo de piel.

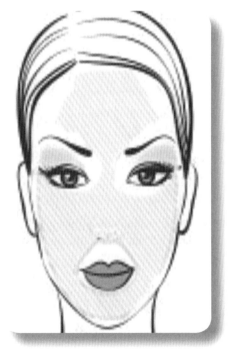

Una piel grasa envejece más lentamente y, por tanto, mantiene un aspecto joven durante más tiempo. Además, es más resistente a los efectos negativos causados por las agresiones externas, como el viento o el frío. Una piel grasa puede presentarse a cualquier edad, aunque resulta más frecuente en la adolescencia, como consecuencia de los cambios hormonales en esta etapa de la vida.

El componente hereditario es sin duda el más determinante para este tipo de piel, aunque también puede ser debido a factores externos, el empleo de la píldora anticonceptiva, el estrés o una alimentación poco adecuada.

La causa de la producción de grasa son las glándulas sebáceas, cuya acción es estimulada o inhibida por las hormonas. Unos receptores minúsculos situados en el exterior de la glándula reciben las señales de estas sustancias y las transmiten a las células interiores. Estos mensajes regulan la producción de glándulas sebáceas. En una piel grasa, estos receptores trabajan de forma intensa, transmitiendo los estímulos hormonales más pequeños, con lo que la producción sebácea se incrementa más de lo necesario.

◆ La limpieza es muy importante en el caso de una piel grasa. Se debe enjabonar bien la piel con una loción o una crema limpiadora y después aclarar con abundante agua.

◆ Para evitar el exceso de brillos, utilice una crema hidratante que no contenga aceites.

◆ La limpieza de los poros y la eliminación de puntos negros son aspectos en los que hay que extremar el cuidado. Para ello, utilice cosméticos que estén probados científicamente y que no obstruyan los poros ni potencien la aparición de puntos negros.

◆ Exfolie su piel con más frecuencia: dos veces a la semana es muy adecuado.

◆ Una o dos veces a la semana es aconsejable aplicar una mascarilla.

◆ Utilice siempre un protector solar que sea adecuado para su tipo de piel.

◆ Beba agua para mantener la piel hidratada y eliminar toxinas del organismo.

◆ Evite el consumo de alcohol, azúcar, chocolate y refrescos. Tampoco ayudarán los fritos y las comidas con muchas especias.

◆ Coma muchas verduras frescas de hoja verde y mucha fruta.

◆ Trate de ingerir alimentos con alto contenido en vitamina B2, como nueces, levadura de cerveza y judías. Y también, alimentos que contengan ácidos grasos Omega 3.

Algunas plantas medicinales tienen propiedades exfoliantes, hidratantes y astringentes, por lo que tienen un papel importante en la confección de mascarillas, que deben ser aplicadas sobre la piel para tratar el problema de exceso de grasa. Las más importantes, son:

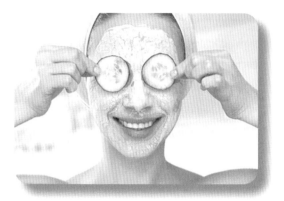

❏ **El pepino:** Una mascarilla de pepino sobre el rostro graso le ayudará a limpiarlo de impurezas y disminuirá la abertura de poros, por lo que rebajará la producción de grasa. Lo mismo puede funcionar con el limón o las fresas.

❏ **La salvia:** Al realizar una mascarilla con la infusión de esta planta se debe diluir en un yogur. Enfriar y aplicar sobre el rostro hasta que seque bien y, a continuación, limpiar con agua fría.

❏ **El argán:** La semilla de este arbusto hidrata y protege intensamente la piel. Puede emplearse en mascarillas de piel mixta, piel seca o piel grasa.

❏ **La avena:** Este cereal puede dar firmeza a la cara si se realiza una mascarilla con harina de avena y miel a partes iguales sobre una yema de huevo. Se aplica durante tres cuartos de hora y luego se limpia con agua fría.

❏ **El ciprés:** Las propiedades astringentes del ciprés ayudan a combatir la piel grasa. Se aplica sobre la piel el líquido resultante de la decocción durante diez minutos de tres cucharas de ramas secas de ciprés trituradas por litro de agua.

Monica Blanchet

El temible acné

El acné se caracteriza por la aparición de lesiones en la piel, como consecuencia de una foliculits, una inflamación y la posterior infección del poro folicular. Son lesiones que se presentan en forma de granos, espinillas negras o parches rojos e inflamados, como quistes. Este trastorno suele afectar especialmente a los adolescentes, y puede tener implicaciones psicológicas y sociales. Surge debido a la interacción entre hormonas, grasa y bacterias que viven sobre la piel o dentro de ella. Durante la pubertad, aumenta la actividad de las glándulas sebáceas, que bloquean la actividad de los folículos pilosos. Si el bloqueo es incompleto, se forman los puntos negros, y si es completo aparecen los puntos blancos.

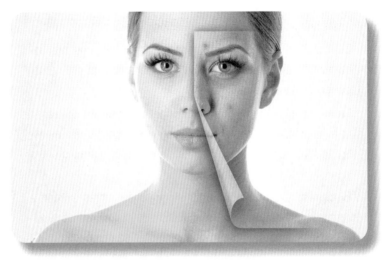

En la mayoría de personas se localiza en la cara (la frente, las mejillas o el mentón), en la espalda y los hombros. Durante el invierno el acné suele empeorar, mejorando en verano. También puede aparecen en las mujeres en cada ciclo menstrual y empeorar durante el embarazo.

Los principales síntomas que aparecen en la piel son:

❏ Quistes.

❏ Costras con erupciones en la piel.

❏ Pústulas.

❏ Cicatrices en la piel.

❏ Enrojecimiento alrededor de las erupciones de la piel.

❏ Espinillas.

❏ Protuberancias pequeñas y rojas.

Los pacientes que padecen acné deben tener en cuenta una serie de recomendaciones que le ayudarán a reducir el impacto y la gravedad de las lesiones.

❏ Limpie la cara dos veces al día. De esta manera se puede quitar el exceso de grasa de la superficie y las células muertas de la piel que pueden bloquear los poros. Sin embargo, hay que tener en cuenta que la limpieza excesiva puede causar daños, como resecar la piel en exceso o irritar el acné persistente.

❏ Aplicar los productos recomendados para tratar la afección de forma tópica después del lavado.

❏ Secar la piel sin frotarla.

❏ Practicar deporte al aire libre y lavarse la cara después de realizarlo para evitar que la sudoración tapone los poros.

- Reducir el contacto del pelo con la piel de la cara. De hecho, los expertos no recomiendan llevar flequillo ni largas melenas.

- Intentar no abusar de alimentos como el cerdo, la bollería, el marisco, el alcohol, los frutos secos, los quesos fuertes y los alimentos que contienen chocolate.

- Elegir cosméticos que no contengan aceites o grasas en su composición.

- Seleccionar fotoprotectores que no sean grasos.

- No tocar los granos.

- Tener paciencia: el acné tarda mínimo tres meses en curarse.

- Evitar el estrés.

- No compartir tratamientos con otras personas que tienen o hayan tenido acné.

- No tratar las cicatrices mientras las lesiones estén activas.

La piel seca y el envejecimiento

La sequedad de la piel es uno de los principales problemas que origina su deterioro, siendo responsable de las tan temidas arrugas, la aspereza, los granos. En definitiva, una piel seca acelera el envejecimiento de la piel y nos hace parecer mayores. Cuando es una piel sana, contiene cierta cantidad de agua y grasa que la mantiene lubricada y libre de infecciones. Debido a trastornos en el proceso que permite a este órgano renovarse cada veintiocho días (o queratinización), se suele reducir la concentración natural de un hidratante llamado urea, lo que derivará en la capacidad de la piel para retener la humedad.

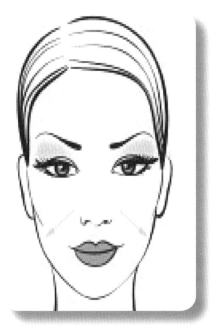

Quienes padecen este problema suelen presentar afección en el metabolismo de los ácidos grasos, lo que ocasiona alteraciones en la barrera lipídica de la piel. Entre los enemigos de una piel sana se encuentran el fumar, consumir bebidas alcohólicas, una dieta pobre en determinadas vitaminas, ciertos medicamentos, cambios climáticos, etc. A partir de ahí, la piel seca presenta ciertas características como:

❏ Una leve descamación.

❏ Aspereza.

❏ Sensación de tirantez.

❏ Posible prurito.

❏ Agrietamiento.

❏ Tendencia a la irritación e inflamación.

Si se le dedica la atención adecuada a la piel, se puede conservar con cierto brillo, suave, uniforme, y con poros pequeños. Las glándulas sebáceas de una piel seca producen poca grasa. Y las células cutáneas no se hallan suficientemente unidas, por lo que se forman pequeños huecos microscópicos entre sí. A través de estos huecos, la piel pierde agua, y los agentes externos nocivos pueden penetrarla sin hallar obstáculos. Si la piel se reseca rápidamente se pueden formar arrugas con más facilidad. Pero si se prestan los debidos cuidados la mayoría de problemas se pueden evitar.

Por ejemplo, por la mañana, después de lavarse la cara con agua templada, se puede aplicar un ligero tónico sin alcohol para que no permanezcan restos de cal del agua en la piel, que podrían resecarla aún más. Y así se prepara la piel para que absorba mejor una buena crema hidratante. La piel debe enriquecerse con aceites naturales que puedan absorberse y asimilarse bien. Los ácidos oleicos poliinsaturados resultan especialmente adecuados para este fin, como por ejemplo el ácido linoleico.

Por la noche se debe limpiar el cutis con una buena leche limpiadora suave y que, a ser posible, contenga también nutrientes. Productos que contengan aceite de almendra o de aguacate, que limpien y también restauren. Para finalizar, lávese la cara, aplique un tónico suave y después una crema enriquecedora.

Muchas plantas medicinales pueden utilizarse en forma de mascarillas, compresas o cataplasmas para corregir la sequedad de la piel. Entre las principales están:

- **el aguacate:** gracias a su vitamina E, estimula la formación de colágeno, así como saponinas, que son un gran bálsamo para la piel. El aguacate, por alto contenido en grasas vegetales, es ideal para el tratamiento de pieles normales o secas, pero no debe aplicarse sobre pieles grasas.

- **la caléndula:** las lociones de caléndula son antibióticas y antiinflamatorias y pueden emplearse en muchos tratamientos para curar enfermedades de la piel.

También hay notables aceites, que por su carácter hidratante, pueden ser muy acertados para combatir una piel seca. Aplicados en forma de masaje, consiguen recuperar la elasticidad de la piel perdida. Entre los que más se usan, se pueden encontrar:

- **El aceite de argán**, que protege e hidrata intensamente la piel. Se puede emplear en las de carácter mixto, seco o grado.

- **El aceite de açai** combate las pieles secas y las arrugas, especialmente indicado para aplicar en las zonas más problemáticas.

- **El aceite de maíz** hidrata las manos y las protege de la sequedad, especialmente recomendado para aquellas personas que las emplean en trabajos físicos exigentes o están en contacto con el agua muchas horas al día.

- **El aceite de oliva** suaviza la piel y le otorga un mayor grado de humedad. Sirve para tratar aquellas zonas con mayor sequedad. Se puede aplicar en forma de masaje o en combinación con alguna otra planta.

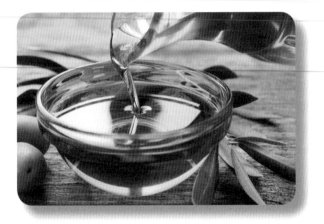

Las personas que tienen una piel grasa suelen sentirse acomplejadas y las que tienen la piel seca manifiestan diversos tipos de dolencias o molestias físicas, como un cierto tacto áspero, agrietado y tirante que puede llegar a escocer bastante. Puede pasar que, tras un baño, la piel todavía se reseque más y no se toleren ciertos tipos de jabones. Además, en invierno este problema suele agravarse y llegar a formar eccemas.

Los eccemas cutáneos pueden llegar a heredarse y manifestarse en cualquier momento de la edad adulta. Con la edad, la secreción de las glándulas sebáceas disminuye, por lo que la piel pierde suavidad y elasticidad. En un primer momento, los eccemas se ponen de manifiesto en forma de unos focos rojizos poco definidos y que aparecen en las piernas, la cara interior de los brazos, los hombros y el rostro. Pueden llegar a formarse escamas secas, que pueden causar un prurito muy irritante. Si persiste la sequedad debido a un déficit de lípidos y no recibir grasa ni agua de fuentes externas, la superficie de los eccemas puede llegar a agrietarse, sangrar y causar dolor. Y con ello, los agentes patógenos tienen un medio más fácil para acceder al organismo.

Además de los factores hereditarios, otros factores influyen en este tipo de trastornos cutáneos, como por ejemplo los baños demasiado frecuentes, un empleo deficiente de los productos hidratantes y los ambientes secos con una calefacción demasiado alta.

Los eccemas cutáneos se pueden tratar con cremas hidratantes o pomadas grasas, así como con baños medicinales especiales. Y, después de ducharse, aplicar crema en las zonas afectadas por los eccemas. Debe evitarse, en cualquier caso, cualquier posible causa de irritación o que favorezca la sequedad de la piel.

Monica Blanchet

¿Enrojecimiento? ¿Irritaciones? Se trata de piel sensible

Se trata de un tipo de piel –como la piel seca– que se caracteriza por tener un poro pequeño, suave y terso. Es un tipo de piel muy delgada que presenta un bajo grado de pigmentación.

Es una piel que suele enrojecerse o irritarse con facilidad. Es una piel tan reseca que puede ocasionar diversas reacciones ante los estímulos. Los problemas más habituales a los que se puede encontrar una persona con la piel sensible son el acné, el escozor, la rosácea y la dermatitis de contacto.

Existen diferentes grados de sensibilidad cutánea:

❏ Piel sensible: La piel se enrojece, tira, pica. Estos síntomas son la forma que tiene la piel de expresar su sensibilidad natural. A veces se nace con esa sensibilidad (las pieles muy claras, pieles de personas pelirrojas, pieles secas y finas, pieles atópicas, con antecedentes de eczema en la infancia).

❏ Piel intolerante: La piel se irrita ante la más mínima agresión, se descama y arde. Pueden aparecer áreas enrojecidas de forma permanente. Esta es la manera que tiene la piel de decir que no tolera más. Agresiones como exceso de sol, olas de frío, productos de higiene decapantes, cosméticos agresivos, habitualmente tolerados por piel normal, se vuelven insoportables para este tipo de piel.

❏ Piel alérgica e hipersensible: En algunos casos la piel hipersensible puede reaccionar volviéndose alérgica a los productos que hasta entonces soportaba perfectamente. Un perfume, un conservante, o un simple filtro de un producto cosmético pueden provocar reacciones alérgicas agudas: picazón, rojez, erupción cutánea, eczema, urticaria de contacto. Esta es la forma que la piel tiene de expresar su hipersensibilidad.

La mayoría de personas de tez clara y cabello rubio o pelirrojo tienen este tipo de piel, que suele ser hereditaria, aunque también pueden influir otro tipo de factores.

Entre los factores externos que provocan una piel más sensible, se encuentran: el viento frío, la sequedad ambiental, el calor extremo, el contacto con productos químicos o de limpieza, la exposición al sol, el abuso de exfoliantes, las sustancias irritantes, el uso de cosméticos no adecuados o la utilización de ciertas cremas. Y, entre los factores internos pueden ser: ciertos cambios hormonales, el envejecimiento o una alimentación deficiente.

Puede suceder que, por paradójico que parezca, un exceso de cuidados provoque la sensibilidad de la piel. O cambiar constantemente de productos también cause irritación. Es un tipo de error muy común pensar que la piel sensible necesita una dosis adicional de grasa e hidratación.

En cualquier caso, hay que ser siempre moderado con el empleo del agua y los productos de limpieza, usar el sentido común y prestar atención a una serie de consejos.

Tipos de piel

Muchos jabones que se venden en las tiendas contienen fragancias que provocan alergias, ya que son de carácter alcalino y quitan la capa ácida de la piel, causando mayor sequedad y sensibilidad. Elija siempre jabones hipoalergénicos, como el de karité.

❏ Evite las sustancias irritantes, como el sulfato de sodio, los tintes, los colorantes y el ácido ascórbico. Todos estos productos aumentan la resequedad y los síntomas de la piel.

❏ Cualquier producto nuevo debe pasar por un test propio. Ponga una pequeña cantidad en la parte inferior de la muñeca, y espere entre uno y dos días. Si, pasado este tiempo, aparece algún tipo de enrojecimiento, inflamación o irritación, significa que no es el más adecuado para ese tipo de piel. También se puede hacer este test detrás de la oreja.

❏ Es muy importante mantener siempre un cierto grado de humedad en la piel, de cara a evitar infecciones, alergias o daños causados por el sol. Los productos hidratantes forman, además, una especie de capa protectora sobre la dermis. Por ejemplo el aceite de coco o de oliva, además de beber al menos un litro y medio de agua diario.

❏ La alimentación también es un factor muy importante. Así, hay que tener en cuenta el importante papel de los zumos de frutos naturales, no envasados, como también los vegetales y los productos frescos no procesados. La vitamina A y la C son esenciales para lucir un rostro brillante y fresco. Y evitar, en lo posible, los lácteos, el gluten y los colorantes artificiales.

❏ El agujero de la capa de ozono supone un auténtico problema que los dermatólogos no se cansan de advertir. Aún así, mucha gente sigue tomando el sol de una manera inconsciente, a las horas de mayor exposición y con filtros de baja protección. El sol es muy necesario para nuestra piel y nuestra salud, sí, pero con moderación. Los rayos UV son altamente peligrosos, más aún si se tiene una piel sensible. En cualquier caso, siempre que se exponga a los rayos solares aplique un factor de protección solar alto, y trate de no estar bajo su influencia entre las 11 y las 16 horas. Aun cuando esté nublado, no dude en aplicar una crema protectora.

El estrés también es un responsable importante de que una piel sensible se irrite. La tensión puede hacer que su cerebro libere una hormona que aumente la población de grasa y empeore los episodios de acné, por ejemplo. Si no se está relajado, los vasos sanguíneos se dilatan y empeora el acné. Otra consecuencia puede ser la deshidratación de la dermis, por lo que no hay que perder de vista el hecho de tratar de dormir cada noche unas ocho horas, hacer ejercicios de relajación o meditación o darse un baño relajante de vez en cuando.

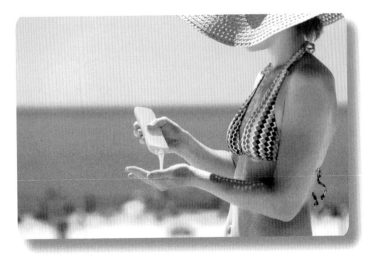

Una piel sensible reacciona a estímulos externos como nuevos productos cosméticos o en una crisis nerviosa con prurito, tirantez y manchas rojas. En un caso así, aplique un paño con agua fría como remedio más inmediato sobre la piel irritada. Cierre los ojos y dedíquese un par de minutos de tranquilidad. Y, para contrarrestar la sensación de tirantez, apliquese la crema hidratante habitual. De esta manera, logrará calmar la piel y verá remitir la sensación de ardor o las posibles manchas rojas que hayan desaparecido. En caso de irritación, puede aplicarse una mascarilla balsámica dos veces por semana, mejor si contiene salvia o tila. En el caso de una piel sensible se debe prestar mucha atención a las sustancias utilizadas, ya que cualquier principio activo, a pesar de que pueda pensarse que se va a tolerar bien, puede no funcionar de manera adecuada en según qué tipo de piel.

Es fácil observar cómo a personas especialmente sensibles les salen manchas rojas en el torso nada más tomar un vaso de vino o un plato picante. Es mejor evitar este tipo de irritantes para la piel. Si se trata con suavidad y moderación, una piel sensible puede volverse más resistente con el tiempo.

Hay una serie de mascarillas caseras que pueden ser un buen hábito para tener una piel saludable.

❑ Mascarilla de zanahoria y miel: Con tres zanahorias cocidas y dos cucharadas de miel, haga una pasta como si fuera un puré. Mezcle bien todo el conjunto y, cuando esté fría, aplique sobre la piel limpia, dejando actuar durante quince minutos. Luego, enjuagar con agua templada y secar con una toalla limpia dando suaves golpecitos.

❑ Mascarilla de yogur y avena: Con la misma proporción de ambos ingredientes, haga una crema homogénea y aplique sobre el rostro previamente lavado, dejando actuar entre diez y quince minutos. Cuando se haya secado, enjuagar con agua tibia y secar con una toalla caliente.

❑ Mascarilla de huevo y almendras: Mezcle cuatro almendras molidas con un huevo hasta conseguir una pasta homogénea. Deposite sobre el rostro y deje que actúe durante veinte minutos, antes de retirar con agua tibia. Es un tipo de mascarilla muy nutritiva para la piel que se puede emplear una vez a la semana con excelentes resultados.

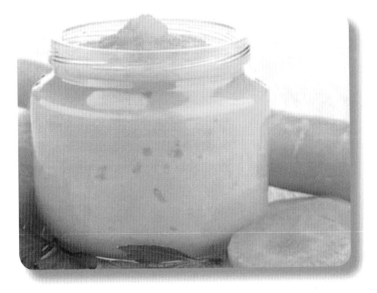

Muchas personas piensan que una piel sensible es sinónimo de una piel alérgica, y esto no es necesariamente así. Cualquier grano o enrojecimiento en torno a zonas especialmente sensibles, como la boca, se suele considerar una alergia. Aunque esto pueda ser cierto en determinadas ocasiones, muchas de estas alteraciones cutáneas no constituyen los indicios de una alergia, sino que son manifestaciones de que la piel reacciona a determinadas sustancias con mayor intensidad. Es por esta razón que en dermatología se diferencian las alergias de la piel de las reacciones de intolerancia.

En los trastornos alérgicos, el sistema inmunológico suele hallarse directamente implicado. Las defensas del organismo reaccionan de forma hipersensible a determinadas sustancias que se conocen como alérgenos. Pueden ser alérgenos sustancias como el polen, los ácaros, los hongos, los metales, determinados ingredientes de los alimentos, el pelo de los gatos, etc. También existen otro tipo de alérgenos que llegan al organismo a través de los alimentos o de la respiración, y que pueden provocar determinadas reacciones cutáneas. En su defensa contra los alérgenos, el sistema inmunológico despliega muchos recursos, por lo que la cascada de la reacción alérgica se pone en marcha. Se movilizan todas las células y sustancias de defensa. Cuando el organismo identifica un alérgeno, responde con manifestaciones patológicas siempre que entra en contacto con la sustancia en cuestión. Y, con frecuencia, suele bastar una cantidad ínfima para provocar eccemas o síntomas como tos, constipados, estornudos, ojos llorosos, etc.

A diferencia de las alergias, las reacciones de intolerancia no guardan relación con los procesos inmunológicos, y es probable que se deban a una irritación directa.

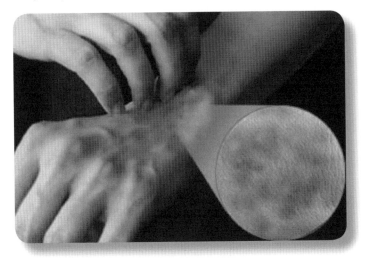

Algunos desencadenantes de eccemas por contacto

❏ Metales como el níquel, el cobalto o los cromatos.

❏ Pomadas con lanolina o bálsamo del Perú.

❏ Conservantes como el formaldehído o los esteres.

❏ Materiales naturales como la piel o la goma.

❏ Sustancias vegetales como las maderas tropicales.

Monica Blanchet

Las reacciones cutáneas alérgicas se pueden poner de manifiesto de maneras muy distintas y en diferentes lugares del cuerpo. Puede ser un enrojecimiento limitado o bien compuesto de numerosos puntitos que confluyen entre sí formando contornos poco definidos. Puede suceder en la epidermis o bien hincharse y transformarse en pequeños granos. Casi todas las partes del cuerpo pueden verse afectadas, desde la cabeza hasta las extremidades, pasando por el cuello o el tronco.

Terapias que se aplican en caso de alergias

Es importante que el organismo encuentre el equilibrio y la armonización necesarias par reforzar sus defensas y evitar las reacciones de hipersensibilidad. Existen varias terapias que pueden ayudar a desencallar los problemas alérgicos:

☐ **La hiposensibilización:** Conocido también como desensibilización, inmunoterapia específica o vacuna para la alergia, resulta muy adecuado cuando se conoce el alérgeno causante de la reacción alérgica. En este tipo de terapia, el agente alérgeno se inyecta bajo la piel en distintas concentraciones, hasta llegar a una dosis máxima preestablecida. Así, el organismo desarrolla una tolerancia. Normalmente se inyectan estas sustancias en el brazo de forma subcutánea cada catorce días en una primera fase, y luego se van alargando los intervalos. Es un tratamiento que puede durar años. Con este tratamiento se consigue disminuir la hipersensibilidad, ya que el cuerpo produce anticuerpos y se termina desarrollando tolerancia al alérgeno.

❏ **La enzimoterapia sistémica**: Los enzimas participan en un gran número de funciones importantes en el organismo, entre las que destacan la estimulación del sistema inmunológico. Las frutas y las hortalizas aportan una cantidad adecuada de enzimas al organismo y por tanto armonizan sus defensas.

❏ **La vía sublingual:** Se utiliza en más del 70% de los casos. Consiste en depositar algunas gotas del extracto alérgico debajo de la lengua y dejarlo fundir durante un par de minutos sin tragar. Puede provocar reacciones locales, picor o una pequeña molestia en la boca. Son excepcionales los episodios de rinitis, tos, asma o urticaria, después de la administración de la vacuna. Numerosos estudios han demostrado una buena tolerancia a estos productos.

❏ **La acupuntura:** Esta milenaria terapia que procede de China se aplica en los trastornos alérgicos como refuerzo terapéutico. Consiste en la colocación de agujas en determinados puntos de la piel que se interrelacionan de forma especial con los órganos internos. En el caso de las alergias, se tratan los puntos que influyen en el metabolismo.

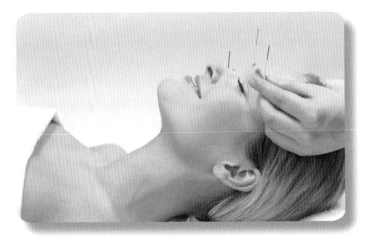

❏ **Inmunoterapia con preparados del timo:** El timo desempeña un papel muy importante en el control del sistema inmunológico. Gracias a la ingesta adicional de péptidos, el timo se refuerza y regula la función de esta glándula, de forma que no provoque reacciones inadecuadas de las defensas del organismo.

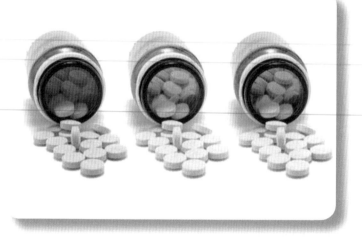

❏ **Los antihistamínicos:** Son fármacos que actúan bloqueando los efectos de la histamina, principal causa de los síntomas de la mayoría de alergias, como estornudos, congestión nasal o irritación ocular. Sus efectos son muy rápidos y muy efectivos, si bien hay que considerar que pueden causar somnolencia, náuseas o visión borrosa. Existen tres grupos de antihistamínicos en función de las actividades que se vayan a realizar. Los de primera generación tienen un fuerte efecto sedante, los de segunda generación, no producen tanta somnolencia y con una dosis al día es suficiente; y los de tercera generación apenas presentan efectos secundarios, siendo la mejor opción si tenemos que mantenernos despiertos y hemos de conducir.

❑ **La cortisona:** Se trata de una hormona que produce nuestro cuerpo de manera natural, y que se puede reproducir hoy fácilmente en los laboratorios. Como fármaco, puede resultar de gran ayuda, que ayuda a reducir la inflamación y es muy efectivo en los casos de alergias. Se pueden aliviar los síntomas locales con aerosoles nasales, ya que no producen efectos secundarios. También puede emplearse en forma se comprimidos, supositorios o inyectables. En cualquier caso, siempre ha de ser bajo supervisión médica, ya que a largo plazo, la cortisona debilita el sistema inmunológico y/o producir hipertensión o osteoporosis. Sea como fuere, resulta muy efectiva por sus propiedades antiinflamatorias y para el tratamiento de rinitis, asma bronquial o afecciones cutáneas.

3. Cómo combatir el paso del tiempo

Durante la infancia y juventud, lo normal es gozar de una piel suave, tersa y de color uniforme. La dermis posee diversas estructuras y componentes que se encargan de mantener ese aspecto y que van desde el colágeno, que le da firmeza, hasta los glicosaminoglicanos, que se encargan de mantenerla hidratada. Pero el paso de los años resta buena parte de estas cualidades. Ya al llegar a los 30 años se empiezan a mostrar las primeras consecuencias en forma de disminución de colágeno, la piel pierde buena parte de su elasticidad, su capacidad para renovarse y de deshacerse de las sustancias nocivas. Las glándulas sudoríparas y los aceites de la piel también bajan su actividad y empiezan a aparecer las arrugas. Además, la exposición al sol y a los contaminantes ambientales, producen lesiones y aceleran el envejecimiento de la piel. Si a ello le sumamos malos hábitos en la alimentación y la aparición de manchas, el resultado está servido.

Las inevitables arrugas

Son los indicios más patentes del paso del tiempo. Se trata de un proceso natural que se desarrolla en distintas fases y que depende de distintos factores.

Los primeros síntomas son unas líneas finas entre la nariz y la boca, en los ojos y la frente, son las llamadas arrugas gestuales. Se forman en la piel debido a los gestos repetitivos de la cara; al reír, los músculos faciales utilizan siempre la misma región de fibras del tejido conjuntivo, por esto van perdiendo elasticidad y se forman pequeños surcos en la superficie de la piel.

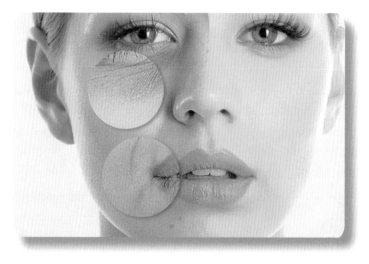

Las fibras de colágenos, que junto a las fibras elásticas atraviesan el tejido conjuntivo en un complejo entramado, van disminuyendo con la edad. Como consecuencia, la piel puede almacenar menos líquidos, deja de tener un aspecto suave y terso como antes.

La capacidad de regeneración de la piel también disminuye con los años. En una persona de 50 años, las células de la epidermis se dividen a un ritmo dos veces menor que la de un joven de 20 años, por lo que la capa córnea no se conserva tan intacta y firme como en una piel joven, y es más propensa a las arrugas.

Por su parte, las glándulas sebáceas y sudoríparas de la piel ya no funcionan de manera tan activa. Con el paso del tiempo, secretan un tercio menos que en su juventud, se forman arrugas y la piel no puede defenderse tan activamente de los agentes nocivos externos.

A pesar de todo ello, no todas las personas envejeces al mismo ritmo. Puede haber algunos individuos que aparenten diez años menos, mientras que en otros suceda todo lo contrario. Y es que nuestros genes tienen mucho que decir sobre la velocidad a la que envejecemos. Está comprobado que nuestra predisposición hereditaria supone el 50% de nuestro envejecimiento, y el otro 50% está en nuestras manos, en el estilo de vida que llevemos.

Así pues, los factores que alientan la aparición de las arrugas se pueden categorizar en:

❏ El propio envejecimiento de la persona: Con el paso del tiempo, la piel se vuelve más delgada, menos elástica, y con una proporción de grasas y pigmentos menor. Todo ello conlleva la aparición de manchas, verrugas, lunares, sequedad, hematomas, moretones, etc.

❏ La exposición solar: El sol es el peor enemigo de la piel, ya que la reseca, haciendo que sea menos elástica, la hace más gruesa y es el responsable de la aparición de carcinomas, melanomas y demás lesiones cancerígenas.

❏ Las enfermedades corporales: Entre ellas cabe mencionar las que proceden del hígado y su incapacidad de eliminar las impurezas, las enfermedades propias de una circulación sanguínea deficiente, la obesidad y la diabetes.

❏ Factores químicos: Como la exposición de ciertos contaminantes como el humo, el tabaco, los productos de higiene no adecuados para el tipo de piel, la propia oxidación del organismo que influye en la aparición de los radicales libres, etc.

❏ La alimentación: Una dieta no adecuada, escasa en fruta y verduras o con un aporte inadecuado de vitaminas y minerales también favorece el envejecimiento prematuro de la piel. Y, cómo no, la ingesta abusiva de alcohol o tabaco.

❏ El estrés: Las situaciones de angustia o falta de equilibrio, la imposibilidad de dormir adecuadamente las ocho horas necesarias, favorecen un aspecto cansado y pobre de la piel.

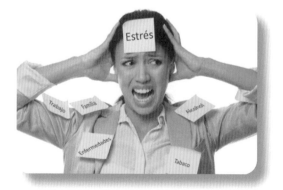

¿Qué significa una alimentación adecuada?

Significa dejar de lado los productos procesados y optar una dieta más natural a base de frutas y verduras frescas, poca proteína y grasas saturadas. Aún así, hay una serie de alimentos que vale la pena tener en cuenta como poderosos nutrientes antienvejecimiento:

- El aceite de oliva virgen contiene polifenoles, un potente antioxidante que ayuda a prevenir enfermedades con la edad:

- La uva contiene resveratrol, un magnífico aliado para la salud en general. Se trata de un compuesto natural que se produce como respuesta inmunitaria en las plantas tras una agresión o infección, y que se da en gran cantidad en la semilla de la uva, también en las frambuesas, el chocolate negro, las moras, las bayas, las nueces y las avellanas. También es importante la uva por su alto contenido en vitaminas, ácido fólico, fibra y minerales.

- Las legumbres, combinadas con arroz, forman un aminoácido esencial. Además, son ricas en hierro y ayudan a fortalecer las defensas, ya que refuerzan el sistema inmunitario.

- Las nueces son ricas en selenio, un mineral que ayuda en la producción de antioxidantes. Dos nueces al día son suficientes para notar los efectos beneficiosos contra el envejecimiento.

- El tomate es rico en licopeno, muy beneficioso para el corazón y para mantener a raya el temido colesterol. El licopeno actúa, además como un protector solar que mantiene la piel joven y protegida de los rayos ultravioleta.

- Los huevos son ricos en biotina y hierro, promueven una piel sana y fortalecen el cabello. Claro está, que es recomendable consumir siempre huevos ecológicos que son el producto de gallinas criadas con una alimentación natural y en condiciones dignas para los animales.

❏ Son buenos para la piel las frutas, las verduras, los cereales integrales y las proteínas magras (pescado en lugar de carne).

❏ Una dieta rica en vitamina C y pobre en grasas e hidratos de carbono puede fomentar una piel de aspecto más juvenil.

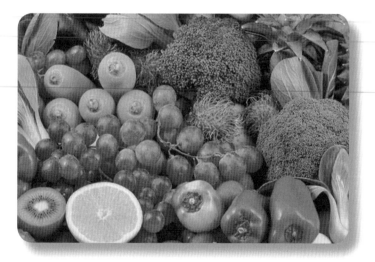

❏ Los alimentos ricos en antioxidantes parecen tener beneficios protectores. Entre ellos destacan los siguientes: frutas y verduras amarillas y anaranjadas (por ejemplo, zanahorias y albaricoques), arándanos, verduras de hoja verde (por ejemplo, espinacas), tomates, guisantes, judías y lentejas, pescado (especialmente salmón) y nueces.

❏ Las dietas que excluyen un grupo particular de alimentos y su valor nutricional no son, en general, buenas para la salud de la piel. No obstante, es recomendable limitar la ingestión de dulces y lácteos. También es importante beber agua abundante, sobre todo si se trata de personas ancianas.

Las zonas más problemáticas

Existen tres áreas que delatan rápidamente esta inevitable aproximación a la edad madura. Son las que corresponden a la parte anterior del cuello, el área en torno a los ojos y el dorso de las manos. La piel en estas zonas es más delgada y tiene un tejido adiposo poco desarrollado. Además, apenas hay glándulas sebáceas y sudoríparas, que son las principales fuentes de lípidos y agua. No obstante, este déficit puede paliarse en parte con algunos cuidados adicionales.

Dedique buena parte de los cuidados del cuerpo a su cuello. En esta zona también debe aplicar cremas hidratantes, no solo en la cara, a ser posible con buenos nutrientes. Y trate siempre de no forzar posturas incorrectas que favorezcan la formación prematura de arrugas por debajo del mentón.

La piel alrededor de los ojos también es harto sensible y precisa de cuidados especiales. Existen cremas ricas en nutrientes especiales con principios muy activos que combaten las arrugas en esta zona. También es importante la forma como se aplica la crema, ya que el tejido conjuntivo fino podría agrietarse si se somete a intensos masajes. Al principio, estas grietas no son muy evidentes, pero con el tiempo la zona puede hincharse o formar sacos lagrimales.

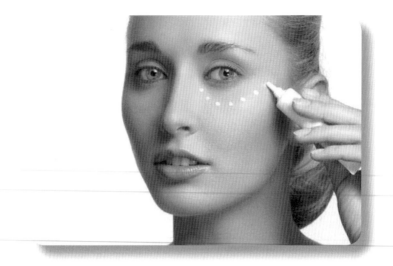

También las manos merecen nuestra atención. Después de lavarlas es aconsejable aplicar una crema rica en nutrientes y no olvidar de llevar guantes cuando las manos entran en contacto con sustancias irritantes, al lavar, fregar o realizar trabajos de bricolaje o jardinería, por ejemplo.

Cuando se llega a la edad madura los cuidados de la piel de todo el cuerpo requieren cada vez más atención, y son recomendables los tratamientos suaves pero intensos que engloben de pies a cabeza. Es fácil que se formen capas córneas ásperas y secas en los codos, que pueden suavizarse si se aplica un masaje con aceite a diario. Este tipo de durezas también pueden aparecer en las plantas de los pies que pueden aliviarse con unos baños que eliminen esta capa más endurecida.

Antaño era de gran ayuda lo que se conocía como piedra pómez, y hoy en día la industria ha proporcionado eficientes electrodomésticos que pueden ayudarnos en la labor. Tras esta operación es recomendable emplear algún tipo de crema podológica para recuperar la suavidad y elasticidad de la zona.

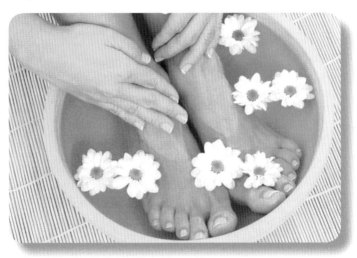

Si la piel se vuelve más seca en todo el cuerpo es síntoma de un envejecimiento paulatino natural. Las glándulas sebáceas y sudoríparas ya no despliegan tanta actividad y la renovación de la piel se ha ralentizado en toda su superficie. Es fácil de comprobar esta situación en nuestra ducha diaria, cuando la piel presenta descamación y tiene un aspecto tirante. En estos casos se pueden emplear productos que hidraten la piel y restablezcan la elasticidad. También se ha comprobado que da excelentes resultados el masaje de cepillado en seco, que se realiza con un cepillo de cerdas naturales antes de pasar por la ducha. Este masaje debe ser hecho con movimientos circulares ascendentes, que vayan desde los pies hasta el pecho pasando por cada zona del cuerpo. De esta manera conseguimos un doble efecto: la descamación de la piel seca y una mayor irrigación subcutánea, que favorecerá la creación de nuevas capas de piel.

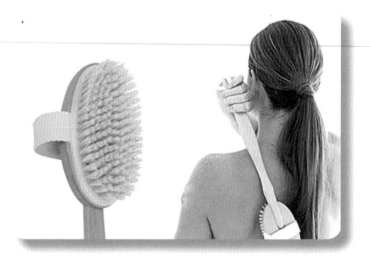

Si además de esto, puede realizarse un *peeling* cada dos semanas, mejor que mejor, ya que así logrará combatir la intensa queratinización de la piel. Solo tiene que emplear una crema de salvado de almendra o de trigo y mezclarla con un poco de agua, con lo que eliminará las células muertas y nutrirá la piel gracias a sus componentes grasos. Es uno de los métodos exfoliantes más efectivos que se conocen.

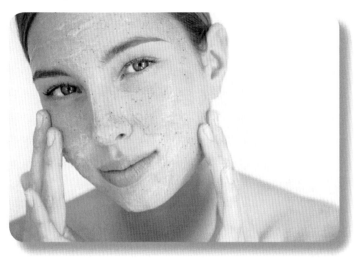

En el caso de que le aparezcan manchas de pigmentación en el rostro y las manos puede utilizar una capa de patata cruda rallada que deberá dejar sobre la zona afectada no menos de quince minutos, lavando después la zona con abundante agua caliente. Y si pretende regenerar la piel, lo más aconsejable es aplicarse una mascarilla mezclando una yema de huevo con una cucharadita de aceite de oliva y otra de zumo de zanahoria. Se aplica esta pasta sobre el rostro y se deja actuar una media hora, siempre tomando la precaución de que no toque la zona de los ojos. En el caso de ojos cansados se puede empapar unos algodones con una mezcla compuesta de media cucharada de semillas de hinojo, salvia desecada, romero y eufrasia. Se infusiona esta mezcla con un poco de agua y se deja reposar unos diez minutos antes de aplicar.

Cuidados apropiados frente a agentes externos

La piel es un órgano que desempeña diversas funciones, pero una de las más importantes es que constituye la frontera natural con nuestro entorno. Por tanto, sus funciones protectoras han de ser muy importantes. Por eso es fundamental que reciba los cuidados adecuados y conserve su buen aspecto durante mucho más tiempo. La piel regula el frío y el calor, impide que los rayos ultravioletas penetren en las capas internas, se conserve el grado de hidratación, repele las sustancias nocivas y combate los agentes patógenos.

Así pues, son muchos los agentes externos que pueden influir en su estado. Cuando su equilibrio natural está en peligro, tiene menos capacidad como barrera de protección, y resulta más propensa a presentar signos de inestabilidad. Son varios los agentes externos que influyen notablemente.

❑ **El clima y el medio ambiente:** Los radicales libres son moléculas muy agresivas que se consideran responsables del proceso de oxidación de los tejidos corporales que provocan daños en la piel. Y los causantes de que se generen estos radicales libres son los rayos ultravioleta. Cuando las condiciones ambientales son normales, la piel, por sí sola es capaz de frenar tales agresiones. Pero si la exposición al sol es sostenida, los mecanismos de protección se debilitan, y por tanto resultan menos efectivos. Cuando una persona pasa años y años expuesta al sol, sin una protección adecuada, verá como su piel tiende a enfermar en la mayoría de los casos. Y además se producirá un envejecimiento prematuro de la piel. También las temperaturas extremas ejercen una influencia negativa en este proceso. En condiciones de frío, la piel reacciona estrechando los vasos sanguíneos par proteger el cuerpo frente a la pérdida excesiva de calor. Las temperaturas frías reducen la secreción de las glándulas sebáceas y causan la desecación de la piel. En los países tropicales, donde las condiciones de calor y humedad son tan acentuadas, las glándulas sudoríparas producen más sudor, dejando la piel húmeda y brillante. La baja humedad, por el contrario, provoca que la piel se deshidrate, dando lugar a un aumento de la sensibilidad. Esto ocurre en aquellos hogares en los que reinan calefacciones muy altas durante tiempo.

- **La polución:** Nuestra piel, que actúa como barrera frente a las agresiones ambientales, acusa rápidamente el efecto a la exposición de la baja calidad del aire en nuestras ciudades. Una mala calidad ambiental acelera la edad biológica de la piel y aumenta la generación de radicales libres que favorecen la aparición de arrugas y falta de firmeza. También se reducen los niveles de vitamina E y C, antioxidante natural de la capa córnea y disminuye el aporte de oxígeno a los tejidos, lo que se traduce en un rostro apagado. Como consecuencia de todo ello, la barrera cutánea se altera y sus consecuencias son múltiples:

- Tono poco uniforme, aspecto apagado.

- Piel rugosa y flácida. Al estar menos oxigenada pierde elasticidad.

◆ Discromías. Aparecen manchas con mayor facilidad.

◆ La piel se ensucia y los poros se obstruyen.

◆ Inflamación.

◆ Deshidratación.

◆ Falta de luminosidad.

◆ Aceleración del proceso de envejecimiento cutáneo debido al aumento de producción de radicales libres.

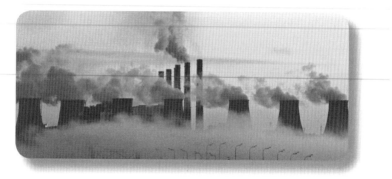

▢ **Influencias químicas:** La piel tiene un pH que puede estar entre 4,70 y 5,75, por regla general. Los productos agresivos que limpian la piel, con pH muy alcalinos, desbordan su capacidad de neutralización, dañan su estructura celular y deterioran la función de barrera de la capa más externa de la piel. Como resultado, se reseca, se torna sensible y por tanto más propensa a sufrir infecciones y erupciones, y otras enfermedades como la dermatitis atópica o la rosácea. Las pieles sensibles tienden a padecer efectos de deshidratación y a padecer especialmente los efectos dañinos de los productos más agresivos. Además, ciertas exfoliación pueden tener un efecto similar, por lo que es importante, en caso de duda, consultar con el dermatólogo para saber qué procedimiento emplear en cada tipo de piel. La piel joven y la piel vieja son menos resistente, debido a que la actividad de las glándulas sebáceas o bien no está desarrollada todavía plenamente o está reducida. Y las personas expuestas a productos químicos en su lugar de trabajo, como peluqueros, albañiles y obreros industriales se hallan en contacto regular con detergentes, disolventes, lacas y pinturas, todas ellas sustancias nocivas para la piel.

☐ **Los baños en las piscinas:** El cloro puede ser sumamente perjudicial para la piel, sobre todo si es demasiado frecuente. También, las personas que se duchan muy a menudo pueden padecer una pérdida de los factores hidratantes naturales. La piel, cuando se deseca, se vuelve rugosa. Hay que recordar que el pH de la piel es ligeramente ácido, y el lavado frecuente del agua de las ciudades, cuyo pH tiende a ser alcalino, puede alterar el equilibrio natural de la piel, deteriorando su barrera protectora.

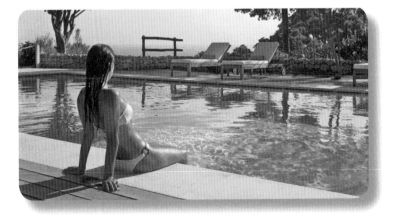

La protección solar

La piel dispone de mecanismos que la protegen de la acción de la luz ultravioleta. Por ejemplo el engrosamiento de la capa córnea o la formación de los pigmentos responsables del bronceado. Entre estos se encuentra la melanina, que se halla en diferentes cantidades en función del tipo de piel. Por ejemplo, las personas de tez oscura y cabello negro suelen tener más pigmento que las rubias de tez pálida, por lo que cuentan con una mayor protección frente al sol.

Los dos tipos de rayos solares que pueden ocasionar daños en la piel son los ultravioleta A (UVA) y los ultravioleta B (UVB). Mientras que los primeros dañan las capas más profundas de la piel, los UVB dañan las capas más externas y causan quemaduras.

La mejor manera de disminuir estos riesgos es proteger la piel del sol mediante el uso de filtros protectores y algo de sentido común.

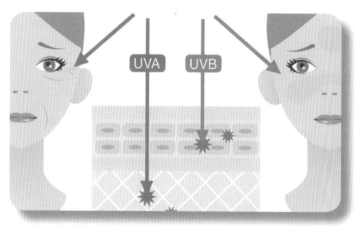

❏ Evite la exposición al sol, particularmente entre las 10 de la mañana y las 4 de la tarde, cuando los rayos UV son más fuertes.

❏ Recuerde que cuanto mayor sea la altitud, más rápido se quema su piel con la exposición al sol. Además, al comienzo del verano es cuando los rayos UV pueden causar el mayor daño de la piel.

❏ Use protección contra el sol, incluso en los días nublados. Las nubes y la niebla no lo protegen del sol y pueden incluso intensificar los rayos UVB.

❏ Evite las superficies que reflejen la luz, tales como el agua, la arena, la nieve y las áreas pintadas de blanco.

❏ NO utilice lámparas de sol ni camas para broncearse (salones de bronceado). Pasar de 15 a 20 minutos en un salón de bronceado es tan peligroso como pasar un día al sol.

A pesar de las advertencias médicas sobre la incidencia que el agujero de la capa de ozono provoca en la aparición de enfermedades dermatológicas, del elevado riesgo en la formación de arrugas y contraer cáncer, todavía existen muchas personas que año tras año se exponen al sol imprudentemente durante horas y horas.

El sol hay que tomarlo con moderación, protegiéndose en la sombra y empleando una crema con un factor de protección alto. Un bronceado adquirido de forma gradual dura mucho más tiempo y permanece uniforme, da una impresión más saludable, deportiva y agradable. En cambio, una piel oscura quemada por el sol tiene un aspecto más curtido, con más arrugas y es el foco de imprudencias que pueden costar caras.

Por eso es importante que sepa identificar cuál es su tipo de piel, siendo consecuente con las precauciones que debe tomar en cada caso. Para identificar el fototipo debe tener en cuenta si le aparecen pecas o no en verano, el color de la piel en invierno y el que adquiere al broncearse y la aparición o no de ampollas y el grado de enrojecimiento ante la exposición solar.

- Fototipo I: Se reconoce por tener la piel blanca, muy blanca y además los ojos claros y muchas pecas. Este tipo de piel se caracteriza por ser muy sensible, siempre se quema y no se broncea. El enrojecimiento aparece alrededor de los 12 minutos de exposición y la persona presenta signos de envejecimiento temprano. Hay una tendencia a desarrollar diversos tumores benignos y engrosamiento de la piel. Su factor de protección debe ir entre 80 y 100.

- Fototipo II: Corresponde a una piel blanca, los ojos pueden ser claros (verdes o azules) o también pardos. Esta piel es un poco menos sensible se caracteriza por que generalmente se quema y se broncea con dificultad. El enrojecimiento aparece a los 15 minutos y presenta signos de fotoenvejecimiento temprano. Su factor de protección debe ir entre 50 y 80.

- Fototipo III: Corresponde a aquellas personas con piel con tendencia a ser grasa y clara, los ojos marrones o grises, y son castaños o rubios. En ocasiones se quema aunque adquiere buen bronceado. El enrojecimiento aparece a los 18 minutos, tiene una ligera tendencia a desarrollar manchas en la piel y una mejor tolerancia a los rayos U.V. Su crema solar debe tener un factor de protección entre 30 y 50.

- Fototipo IV: Este tipo de piel suele ser oscura o mate además de tener los ojos y el cabello también oscuros (pelo negro o castaño oscuro), raramente se quema y se broncea fácilmente; su piel en caso de quemarse es «morada» y pueden llegar a aparecer manchas. Su factor de protección debe ser entre 20 y 30.

- Fototipo V: Cuentan con una piel oscura y mate, los ojos oscuros y el cabello muy oscuro o negro. Raramente se quema y se broncea muy fácilmente. El enrojecimiento aparece hasta los 28 minutos de exposición y tiene facilidad para que aparezcan manchas y el fotoenvejecimiento es tardío y leve. Su factor de protección debe estar entre 15 y 20.

- Fototipo VI: Las personas con fototipo negro no se queman y la piel oscurece pareja; el enrojecimiento aparece entre 45 y 60 minutos y en ocasiones aparecen manchas. Para estas personas, se recomienda usar un factor de protección 15.

El factor de protección (FPS) es un número que indica cuál es el tiempo al que se puede exponer la piel protegida para conseguir el mismo efecto que se obtendría si no se hubiese aplicado ninguna protección. De esta manera se evita el eritema en comparación con el mismo tiempo de exposición pero sin la protección del filtro solar. Por ejemplo: si una persona puede exponerse al sol el primer día diez minutos sin tener enrojecimiento ni quemaduras, un FPS 15 utilizado adecuadamente la protegerá del sol durante 150 minutos (10x15), aunque no es tan correlativo. Cuanto más alto es el FPS, más alta es la protección de los rayos solares. Si una persona es capaz de estar 20 minutos expuesta al sol sin quemarse, la elección de un fotoprotector ocho le supondrá una protección ocho veces superior. Los factores de protección superior a 25 se consideran bloqueadores solares que contrarrestan eficazmente la acción de los rayos de sol. No obstante, esto no quiere decir que la persona pueda permanecer al sol sin límite de tiempo.

Otras sustancias perjudiciales

Nuestro organismo se encuentra expuesto a un sinfín de sustancias tóxicas a diario. Por ejemplo los detergentes, que entran en contacto con la piel bien sea a través de la ropa o bien por los gases industriales que emiten las fábricas o los tubos de escape de los automóviles. La piel suele ser la primera en reaccionar a este tipo de contaminación. Y, si es así, deja de tener un aspecto saludable, pierde elasticidad y suavidad, y se torna más propensa a problemas como granos, irritaciones y poros.

Estas sustancias afectan a los complejos metabólicos del organismo, bloqueando moléculas, dificultando la irrigación y destruyendo células de manera prematura. En todo ello, los radicales libres desempeñan un papel esencial.

La nicotina daña los vasos sanguíneos e incrementa el riesgo de contraer enfermedades cardiovasculares o sufrir un infarto de miocardio. Los vasos más pequeños, esto es, los capilares, son los primeros que resultan afectados por este deterioro. Y es que es en los los capilares donde tiene lugar el intercambio vital de oxígeno y nutrientes. Por acción de la nicotina se estrechan los capilares y las paredes de los vasos sanguíneos resultan dañadas. Como consecuencia de ello la sangre llega a la piel en menor cantidad, se reduce el aporte de nutrientes y la capacidad de las células se ve disminuida. La piel tiene un aspecto pálido, el rostro y el cuello muestran una tez grisácea y aparecen las arrugas de una manera prematura.

Otra de las sustancias perjudiciales es el alcohol. Siempre que se trate de una copa de vino en las comidas y no vaya más allá no supone ningún problema. Entonces se considera que puede tener un efecto depurativo, ya que los taninos eliminan las sustancias depositadas en las paredes de los vasos sanguíneos, la irrigación se mejora y la piel puede tener un efecto más saludable. Pero si en vez de un vaso de vino, el consumo aumenta y se ingieren aguardientes y licores, la piel se vuelve más sensible, los capilares pueden llegar a reventar y la piel adquirir una aspecto graso y descuidado. La alteración de la irrigación también puede derivar en retención de líquidos, edemas y rostro hinchado.

La concentración de gases tóxicos en el aire que respiramos también ha aumentado considerablemente en los últimos años, especialmente en las grandes ciudades o en la cercanía de los aeropuertos. Además de sustancias como el dióxido de azufre y el monóxido de carbono, muchos otros gases y partículas en suspensión llegan hasta los pulmones y la circulación través de la respiración, y también pueden provocar irritaciones en la piel. Si esta dispone de los adecuados mecanismos de defensa, se puede minimizar el problema, pero si los sistemas de protección están sobrecargados, se producen trastornos y problemas.

Con los alimentos y el agua también sucede lo mismo, que a veces ingerimos sustancias nocivas. Hace años, los alimentos eran más naturales, pero hoy en día y con el ritmo de vida actual, se tiende a consumir un exceso de alimentos procesados o que han sido sometidos a un proceso industrial. Los alimentos han de resistir largos transportes, se someten a la destrucción de gérmenes y parásitos, y se añaden conservantes, colorantes y potenciadores de sabor. Otro factor a tener en cuenta es la alta contaminación del agua, y unos suelos sometidos a una alta capacidad de producción, con metales pesados y pesticidas. La piel, por tanto, se resiente por el aumento de sustancias tóxicas en nuestros alimentos. Y ello se refleja en la aparición de numerosas alergias cutáneas. Las sustancias nocivas afectan a la piel, aunque esta trate de excretarlas.

Los suavizantes y los detergentes también contienen un gran número de sustancias químicas, como agentes tensioactivos, blanqueadores y aromas artificiales. Son sustancias todas ellas que permanecen largo tiempo en los tejidos y, por tanto, en contacto con la piel. Ello

puede provocar que esta se seque y se debilite su resistencia.

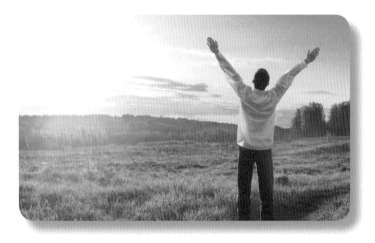

La piel, el espejo del alma

Las situaciones anímicas influyen en el aspecto y el estado de la piel. Con frecuencia, la causa de los trastornos radica en problemas anímicos y en desequilibrios
emocionales. La piel es muy sensible al estado psíquico
de una persona. Por ejemplo, tendrá un aspecto más
pálido cuando esté afligido y se halle bajo los efectos
del estrés o la acumulación de trabajo. Pueden aparecer
manchas rojas y un brillo especial. Las personas con
una vida equilibrada suelen gozar de una piel radiante
que no presenta ningún tipo de problema.

El impacto del estrés emocional sobre la piel se traduce en múltiples síntomas, los más frecuentes son:

- Acné: La sobreproducción de la hormona del estrés -la hormona cortisol- ocasiona brotes de acné debido a la piel grasa que genera y además interfiere con la capacidad del cuerpo de regular la inflamación.

- Caída del pelo (efluvio telógeno).

- Dermatitis seborreica en la cara y el cuero cabelludo (caspa).

- Prurito o picazón en los genitales.

- Enrojecimiento de la cara (rosácea o cuperosis).

- Aumento en la frecuencia de infecciones, como herpes en los labios o en los genitales.

- Hiperhidrosis o exceso de sudoración.

- Exacerbación de otras enfermedades de la piel tales como la dermatitis atópica (alérgica), psoriasis y vitíligo.

Otra gran consecuencia del estrés es la deshidratación de la piel, ya que interfiere en su capacidad para retener la humedad. Por ello se puede emplear una crema que contenga ácido hialurónico, aceite de aguacate o aloe vera. De esta forma se lubricará e hidratará la piel, mejorando no solo su apariencia sino su capacidad de funcionar como escudo natural frente a toxinas o bacterias.

Quien se encarga de mantener una piel elástica, joven y atractiva, es el colágeno. El estrés aumenta los niveles de la hormona epinefrina, que ocasiona la contracción de los vasos sanguíneos, reduciendo el flujo de oxígeno y los nutrientes necesarios para la fabricación de colágeno.

La piel también reacciona cuando la psique experimenta determinados estímulos. Así, puede enrojecer de alegría o vergüenza o palidecer de miedo. A toda reacción estresante la piel reacciona con cambios de tensión. Las situaciones de estrés más habituales se derivan de las grandes cargas que a menudo hay que soportar en el trabajo o en área de la vida privada. Las tensiones familiares, las preocupaciones económicas, las exigencias laborales, pueden afectar a cualquier persona.

La asociación de algunos procesos cutáneos con determinados temperamentos, caracteres y patrones psicodinámicos es conocida. La estimulación aumentada del sistema nervioso simpático produce enrojecimiento del cuello, dermografismo, sudoración, manos frías y otras manifestaciones que no llegan a ser verdaderas enfermedades. Esto también ocurre en el sentido inverso: las dermatosis pueden inducir problemas mentales por su exagerada apariencia antiestética, malignidad o temor de contagio. Estas preocupaciones pueden alcanzar el nivel de neurosis o psicosis generada por una severa alteración de la imagen corporal.

El sistema nervioso vegetativo se encarga de controlar todas las funciones involuntarias del organismo, regulando órganos como el corazón, los riñones, el estómago, los pulmones, etc. También regula la tensión arterial y es responsable de la sudoración. Se compone de los sistemas simpático y parasimpático. Si el primero recibe un estímulo, el corazón empieza a latir más rápido y, si late más despacio, es que ha intervenido el parasimpático. Normalmente, ambos sistemas trabajan de manera conjunta, frenando o activando las funciones fisiológicas. No obstante, ambas divisiones pueden verse alteradas por estímulos externos y debidos a factores como el estrés psicosocial o emocional. Y el sistema nervioso vegetativo deja de funcionar correctamente. Con ello, pueden aparecer secuelas visibles en la piel. Una piel seca puede volverse sensible, incluso a las alergias. Y una piel equilibrada puede volverse seca y presentar descamación. También, debido a una situación de estrés psicosocial, las glándulas sebáceas pueden empezar a trabajar en exceso y producir variaciones.

Además de todo ello, el sistema inmunológico también desempeña un papel clave. Las defensas del organismo se comportan de manera distinta bajo una situación de estrés, ya que generarán un menor número de inmunecitos, y reaccionarán más lentamente. Así las cosas, los agentes patógenos pueden tenerlo más fácil y, para la piel, se puede traducir en irritaciones o proliferación de hongos.

❏ El estrés: este tipo de afección se caracteriza por generar agotamiento mental, especialmente cuando una persona se encuentra sometida a altos niveles de tensión. En dichas circunstancias, el cuerpo suele reaccionar con estrés. La piel pierde brillo, volviéndose opaca. Y en la medida que aumentan los niveles de cortisona, también aumentan las grasas corporales, con la consecuente aparición del acné.

❏ La depresión: es otro estado de ánimo que afecta la piel cuando una persona vive momentos que no son fáciles de superar. Es bien sabido que la depresión ocasiona daños cerebrales y cardiovasculares, además de confusión y desequilibrios en el sueño. Una de las manifestaciones más evidentes es la aparición de ojeras, además la piel cambia su tono y luce mucho más descuidada.

❏ Los miedos: ante distintos peligros, o el sentir inseguridad cuando se vive una situación. Estos estados de ánimo hacen que nuestro cerebro libere adrenalina, y los procesos circulatorios se ven afectados ocasionando una piel pálida, como consecuencia del cambio en la fluidez de la sangre por nuestro torrente sanguíneo. Los labios pueden decolorarse, y la piel toma un tono más blanco.

❏ La irritación: cuando el estado de ánimo es irritable, o aquellas situaciones en las cuales las personas tienden a molestarse fácilmente también son evidentes los padecimientos, tales como envejecimiento, aparición de canas, molestias cardiacas, afección en las paredes de las arterias, dolores frecuentes de cabeza, caída de cabello, entre otros.

Los radicales libres

Los radicales libres son moléculas o fragmentos de las mismas que contienen uno más electrones desapareados y que son producto de rupturas moleculares, siendo muy inestables y por tanto, tienen períodos de vida muy cortos. Son, pues, los responsables de diversas lesiones oxidativas que contribuyen al envejecimiento prematura o a alteraciones del ADN que producen enfermedades o mutaciones genéticas. En circunstancias normales, los radicales libres pueden ser neutralizados por los antioxidantes de la piel, pero con los años disminuye la capacidad de neutralizarlos.

Toxinas como el humo de los cigarrillos, los pesticidas, el alcohol o la contaminación de las ciudades generan los radicales libres. Sucede que el cuerpo no siempre está preparado para contraatacar con antioxidantes, de forma que la consecuencia pueden ser enfermedades indeseadas, tales como el cáncer, el Parkinson o cualquier otro tipo de enfermedad degenerativa. Por otro lado, cuando hay un exceso de radicales libres, como exponerse demasiado tiempo a la acción de los rayos solares, se produce un deterioramiento de la elasticidad de la piel y por tanto un envejecimiento prematuro.

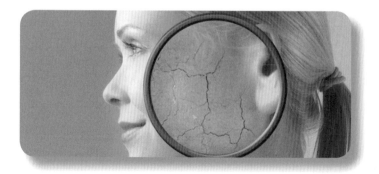

Los radicales libres suelen buscar sustancias con las que puedan combinarse, como por ejemplo los componentes de los lípidos de las paredes celulares. Entonces muestran una afinidad especial hacia las moléculas de esas membranas. Y si se acopla a los componentes de los lípidos, suele producirse una fuerte reacción bioquímica. Los elementos que forman parte de la membrana se desgarran y las paredes celulares quedan dañadas. Pero su fuerza destructora es tal que a veces pueden llegar a penetrar en el núcleo celular, donde se encuentran los genes. Los radicales libres, en grandes cantidades, son capaces de alterar la información genética y, por tanto, causar mutaciones celulares.

No hay que preocuparse: el organismo suele hallarse bien armado frente al ataque de los radicales libres. De su protección se encarga un sistema de defensa especial, constituido por la combinación de moléculas muy activas capaces de capturar a los agentes agresores. Son las conocidas como «captores» de los radicales libres, que los eliminarán a través del hígado y los riñones.

Pero si aumenta el número de oxidantes o el organismo no cuenta con moléculas neutralizadoras, las células corren un grave peligro. Y en la piel, estos procesos de ponen más aún de manifiesto. Una formación prematura de arrugas o una piel fláccida de aspecto cansado son los indicios visibles de la acción de los radicales libres.

Monica Blanchet

Los radicales libres empiezan a ser un problema cuando se producen en exceso causando en el organismo las siguientes consecuencias:

❏ Envejecimiento de la piel: La acumulación de los radicales libres a lo largo de los años van obstaculizando la nutrición de las células de la piel, perdiendo firmeza y elasticidad.

❏ Problemas cardiovasculares: Facilitan el endurecimiento de las paredes arteriales causando arterioesclerosis.

❏ Problemas en el sistema nervioso: Reducen los impulsos nerviosos así como la memoria, la capacidad de aprender, los reflejos, propiciando la demencia senil.

La mayor parte de los combatientes de los radicales libres proceden de la misma alimentación, de sus propios componentes. Los antioxidantes más conocidos que podemos encontrar en la alimentación para ayudarnos a combatir los radicales libres son:

❏ **Betacaroteno (provitamina A)**: Melón, melocotón, mango, espinacas, tomates, zanahoria... El betacaroteno es un precursor de la vitamina A, pertenece al grupo de las vitaminas liposolubles, lo que significa que es necesario ingerir al mismo tiempo una cantidad mínima de grasa con este tipo de vitamina, puesto que solo con la ayuda de la grasa del organismo es capaz de disociar estas vitaminas de modo que pueda asimilarlas. Cuanto más fresca sea la verdura, más betacarotenos tendrá. Las hortalizas congeladas también cuentan con una buena cantidad de estas sustancias, mientras que los productos en conserva apenas ya contienen betacaroteno. El betacaroteno desempeña determinadas funciones en el sistema de defensa. Despliegan su poder inmunológico sobre todo en la piel y las mucosas. Además, es capaz de absorber los rayos ultravioleta que inciden sobre la piel, actuando como un potente protector interno, que neutraliza la acción de la luz solar.

- **Vitamina E (tocoferol):** Moras, aguacate, tomates, boniato, zanahorias, brócoli, espárragos y espinacas. Esta vitamina tiene una notable actividad como protectora frente al envejecimiento. Se halla presente en gran número de aceites vegetales de calidad superior, como el germen de trigo, la avellana, el germen de maíz, el de girasol y el de almendra. En la naturaleza se encuentra en numerosos componentes. Su misión es hacer más líquida a la sangre, reduciendo la posibilidad de sufrir una trombosis. Además, aumenta la irrigación, oxigenando el corazón e interviniendo en la formación de los glóbulos rojos de la sangre.

- **Vitamina C (ácido ascórbico):** Grosellas, fresas, limón, kiwi, naranjas, melón, tomates, pimiento verde, coliflor, coles de Bruselas y nabos. Es la más conocida de las vitaminas. Su carácter hidrosoluble significa que se asimila en el organismo independientemente del resto de componentes de los alimentos. La vitamina C resulta necesaria para la formación de las denominadas células T. Además, estimula la actividad de los macrófagos, células devoradoras del sistema inmunológico que se encargan de identificar sustancias extrañas en el organismo, como los agentes patógenos, y las destruyen engulléndolas. La vitamina C refuerza la acción antioxidante de la vitamina E.

- **Selenio:** Carne, pescado, nueces, productos lácteos y cereales integrales. El selenio es indispensable para el organismo. Es un oligoelemento que antaño se hallaba en notables cantidades en las tierras de labranza, pero los pesticidas han logrado minimizarlo. Al selenio se le atribuye una función de protección indirecta de las células frente a sustancias tóxicas medioambientales como los metales pesados.

❑ **Flavonoides:** Cítricos, bayas, ginkgo biloba, espino amarillo, cebolla roja, perejil, legumbres, té blanco, té verde, vino tinto y chocolate negro.

❑ **Coenzima Q10:** Con el paso del tiempo, el coenzima Q10 que hay en el cuerpo disminuye, por lo que conviene consumir alimentos que lo contengan en una proporción adecuada. Este coenzima tiene una importante función antioxidante, ya que actúa de manera similar a la vitamina E. También tiene la importante función de producir energía celular, de mejora del sistema inmunitario y del sistema cardiovascular. Los animales que contienen niveles más altos de coenzima Q10 son el pescado azul y la carne. Pero también los cereales integrales, los frutos secos, las espinacas, el brócoli, la coliflor y la zanahoria. La manera más habitual de tomarlo es como suplemento nutricional, especialmente cuando se padece algún tipo de enfermedad relacionada con el corazón, con la diabetes, la gingivitis, las enfermedades neurológicas, la distrofia y la fibromialgia, etc.

Tratamientos naturales de la piel

La hidratación de la piel es una parte muy importante para mantener la salud y la belleza y con ello que permanezca tersa por mucho más tiempo. Aunque existen muchas cremas hidratantes, nunca está de más conocer y aplicar algunos remedios naturales para conseguir una piel hermosa.

La naturaleza dispone de varios remedios que se pueden aplicar de manera interna como externa. Un ejemplo de ello son las plantas medicinales, también influye una alimentación equilibrada con vitaminas y minerales así como el empleo de suaves métodos holísticos de curación.

Las vitaminas

Las vitaminas son imprescindibles para el buen funcionamiento de los órganos y contribuyen al metabolismo celular. Las vitaminas deben ser suministradas al organismo de forma regular a través de los alimentos o tomando suplementos vitamínicos.

Así las cosas, **la vitamina A** desempeña un papel fundamental, además de ser vital para el sistema inmunológico, para combatir agentes patógenos como virus y bacterias, etc. Las frutas y hortalizas que contienen vitamina A son las zanahorias, las espinacas, la calabaza, el brócoli, la col verde, la papaya y los albaricoques. Esta vitamina estimula las células que producen las mucosas, proporcionando la humedad necesaria para el funcionamiento del tracto gastrointestinal, de las vías respiratorias y de los conductos urinarios.

En la piel, la vitamina A favorece los procesos de crecimiento y renovación de las células epidérmicas y aseguran una función protectora y de barrera óptima. Con un aporte suficiente, las células se regeneran más rápidamente, se eliminan las células muertas y las nuevas se sintetizan mejor.

Los carotenos, unos colorantes vegetales, forman la estructura básica de la vitamina A. Existen diferentes tipos, en función de su estructura química. Están los alfacarotenos, los betacarotenos, los zetacarotenos, los carotenoides y las xantofilas. Los betacarotenos son los más conocidos, una pigmentos orgánicos de color rojo y anaranjado. Su papel es primordial para proteger y aumentar la esperanza de vida.

Los carotenos

Inicialmente su denominación deriva de «carota» que significa zanahoria y «eno». Es el antioxidante más común en la naturaleza, hay mucha cantidad en los alimentos y las plantas y absorbe los espectros de luz azul y verde, algo que hace que las frutas y verduras que los poseen tomen una tonalidad roja, amarilla y naranja.

Debido a que cuando son metabolizado por el organismo se transforma en vitamina A, los carotenos tienen propiedades muy interesantes para la salud.

Su almacenamiento en el cuerpo se produce en el hígado en su mayor parte como éster de retinol que sirve para para regenerar la piel, contra el acné y como activador de la síntesis de colágeno.

El complejo vitamínico B se compone también de varias sustancias, como la vitamina B1 (tiamina), la B2 (riboflavina), la B3 (niacina), la B5 (ácido pantoténico), la B6 (piridoxina) o la B12 (cobalamina). También existen otras sustancias que forman parte de este grupo, como el ácido fólico, la biotina, la colina o el inositol.

Las vitaminas de este grupo participan en la regulación del metabolismo energético, refuerzan los nervios y fortalecen los músculos, favorecen la concentración y procuran un sueño seguido. Son fundamentales para la piel, el cabello y las uñas. Son vitaminas hidrosolubles, por lo que no requieren de otras sustancias para que el organismo las pueda asimilar. El pantenol es el alcohol de la vitamina B ácido pantoténico. Tiene una extraordinaria importancia para la salud de la piel, el cabello y las uñas, por lo que aparece en numerosos complementos vitamínicos. Esta vitamina hidrata la piel de forma óptima, fijando el agua en las capas cutáneas más profundas. Además, estimula el metabolismo celular y acelera la regeneración de las células. También tiene un efecto balsámico y curativo, por lo que puede recuperar las quemaduras solares o el empleo abusivo de detergentes o suavizantes inadecuados. El pantenol protege el cabello de la sequedad debido a un exceso de sol o al empleo frecuente del secador. Un cabello seco cuyas puntas tienden a abrirse puede recuperar el brillo, la suavidad y la elasticidad gracias a una tratamiento oral con pantenol o la aplicación en el cabello de productos que contengan esta sustancia. El pantenol, se usa pues, principalmente en las siguientes aplicaciones:

◆ Tiene un alto poder penetrante, es un gran activo hidratante.

◆ Estimula la proliferación celular.

◆ Puede actuar como agente antiinflamatorio.

◆ Tiene gran efectividad frente a procesos de tratamiento por quemaduras solares.

◆ Reduce la formación de puntas quebradizas del cabello, previene el daño por exceso de calor proporcionado durante el secado y regulariza la función pilosebácea.

◆ Aporta flexibilidad a las uñas, reduce el riesgo de que se vuelvan quebradizas y previene su rotura.

La biotina también se considera del complejo vitamínico B, si bien tiene un carácter independiente. Su carencia se manifiesta a través de una tez pálida, de unos poros grandes de la piel, de un cabello sin vigor y de unas uñas frágiles. La buena noticia es que una dosis mínima de esta sustancia proporciona una tez radiante y sedosa, un cabello robusto y unas uñas fuertes. La biotina contiene azufre, fundamental para la regulación de los metabolismos de la piel. Cuando hay una carencia de biotina, se incrementa la producción sebácea, aparece la descamación y aumenta el número de granos. Los alimentos ricos en biotina son el hígado, la soja, la yema de huevo, las nueces y los cacahuetes, las sardinas, el arroz integral, las espinacas y las gambas.

La vitamina C es fundamental para reforzar el sistema inmunológico, ya que protege rente a los agentes patógenos y colabora con la barrera protectora frente a las infecciones y las sustancias nocivas. Es un magnífico antioxidante, que protege al organismo de los radicales libres. En la piel se encarga de curar las heridas y de colaborar en la formación de la estructura de colágeno, esto es, las fibras elásticas que confieren firmeza y tersura a la piel. Si se pierden fibras de colágeno se forman arrugas y la piel envejece de manera prematura. En el organismo, la vitamina C protege los vasos sanguíneos y previene las enfermedades cardiovasculares. También reduce la incidencia de las reacciones alérgicas y refuerza la unión de barrera de las mucosas frente a las inflamaciones. También activa los neurotransmisores, responsables del equilibrio psíquico y de la eliminación del estrés. Las frutas y hortalizas que contienen mayor cantidad de vitamina C son el kiwi, la naranja, el limón, las frambuesas, las cerezas, la coliflor y las espinacas.

La vitamina D ayuda al cuerpo a absorber el calcio, uno de los principales componentes de los huesos. Se puede obtener a través de la piel, de la dieta o a partir de ciertos suplementos. Su carencia puede conducir a una pérdida de la densidad ósea, lo que produce osteoporosis y fracturas. Y en niños pueden suceder fenómenos de raquitismo. Hay alimentos que contienen la vitamina D en cantidades suficientes: los pescados grasos como el salmón, el atún, la caballa, el queso, los hongos o la yema de huevo. En el caso de tomar suplementos de vitamina D hay que tener en cuenta las dosis apropiadas para cada edad. Las dosis recomendadas son, hasta los 50 años de 200 UI, entre 50 y 70 años de 400 UI y a partir de los 70 de unos 600 UI. En caso de someterse a una sobredosis, puede provocar formación de placas de calcio en los tejidos, problemas gastrointestinales, dolores de cabeza, nauseas, alteraciones neurológicas, pérdida de peso y de apetito o cálculos renales.

Uno de los usos más conocidos de la vitamina D en términos de la piel es su tratamiento de la psoriasis. Síntomas de la psoriasis incluyen picazón en la piel y escamosa, que puede curarse mediante la aplicación tópica de crema de vitamina D o por tener suplementos de vitamina D prescrito. La vitamina D3 contiene fuertes propiedades antiinflamatorias que la hacen efectiva para el tratamiento de quemaduras, lesiones de la piel, daños en la piel y estrías. Por lo tanto la vitamina D se añade principalmente en cremas y lociones para sus propiedades antiinflamatorias. El antioxidante presente en la vitamina D previene el daño de la piel y el envejecimiento prematuro de la misma cuando se toma a través de suplementos o incluido en la dieta.

La vitamina E pertenece al grupo de los potentes neutralizadores de los radicales libres, de ahí que sea indispensable para la protección de las células. Esta vitamina participa en la regeneración celular, alarga la vida de las células, favorece la irrigación y evita la formación de coágulos en los vasos sanguíneos. Además, mejora el aspecto general de la piel y acelera su curación.

Minerales y oligoelementos

La cosmética mineral va de la mano con las tendencias orgánicas y naturales en los últimos años. Se trata de líneas de productos con muy poca intervención química, que buscan rejuvenecer y mejorar la piel a través de la incorporación de minerales en sus fórmulas. Los más usados son el zinc, el cobre y el calcio. Su objetivo es paliar la deficiencia que se produce en la mayoría de las personas con el paso de los años, y lograr mantener sus beneficios en la piel. Aunque la cosmética surge, entonces, como una alternativa para recibir la nutrición de los minerales, también una alimentación equilibrada es clave para no exceder ni carecer de ninguno de ellos.

El calcio es un mineral que desempeña numerosas funciones en el organismo. Su incorporación es indispensable para los huesos y los dientes. Aunque también influye en la actividad muscular y nerviosa. Y colabora con la vitamina C en la formación de la estructura de fibras de colágeno del tejido conjuntivo. Principalmente se puede encontrar este mineral en productos lácteos, aunque las espinacas, las lentejas y las nueces también lo contienen.

El magnesio se encarga de asistir a las vitaminas B y a los ácidos grasos esenciales en la protección de la piel. Ayuda en la reparación de los daños celulares, refuerza su capacidad celular, estimula la actividad muscular y nerviosa y tiene un eecto regulador en el metabolismo hormonal.

Monica Blanchet

Minerales y oligoelementos para la piel

Cada mineral tiene una serie de funciones fundamentales para el organismo. Así:

◆ **Azufre:** Mantener cabello, piel y uñas. Problemas de acné.

◆ Cobre: Indispensable en la formación de la melanina y de las fibras de colágeno y elastina.

◆ **Silicio:** Favorece la formación de colágeno y mejora la elasticidad y densidad de la piel. Importante para el mantenimiento de la fuerza, el grosor apropiados, y la producción de colágeno de la piel.

◆ **Selenio:** Neutraliza los radicales libres y junto con la vitamina E ejerce una acción antioxidante que retrasa el envejecimiento cutáneo. Antioxidante que protege la membrana celular y mantiene la elasticidad de los tejidos. Aporta gran hidratación.

◆ **Yodo:** Imprescindible para mantener el equilibrio de hidratación necesario para el metabolismo celular, la eliminación de toxinas y la absorción de nutrientes.

◆ **Magnesio:** Poderoso rejuvenecedor de la piel. Ayuda al funcionamiento de las glándulas. Importante para el metabolismo de las células faciales.

◆ **Zinc:** Acción hidratante y reparadora. Desempeña un importante papel en la formación del colágeno. Ayuda a prevenir la dermatitis. Gran poder antiacné.

◆ **Potasio:** Hidrata y nutre la piel. Ayuda a regular la osmosis y el balance del agua. Previene la formación de radicales libres y regula la transferencia de nutrientes a través de la membrana celular.

El selenio es un oligoelemento capaz de neutralizar sustancias agresivas y proteger la piel del deterioro y el proceso de envejecimiento prematuro. Es capaz de colaborar en la captura de radicales libres que se forman a partir de sustancias tóxicas medioambientales nocivas como el humo de los automóviles, el tabaco, etc. El selenio colabora con las vitaminas C y E en la protección de la piel y es un potente agente inmunológico que desarrolla una acción antiinflamatoria en el organismo. Los alimentos ricos en selenio son el marisco, los productos integrales, el arroz integral, los huevos y la leche.

El cromo resulta indispensable en muchas fases del metabolismo. Tiene un papel clave en el metabolismo de los hidratos de carbono, y participa decisivamente en la asimilación del azúcar. Entre otras cosas, el cromo se ocupa de que la glucosa pase de la sangre a las células. Así, se regula el nivel de glucosa en la sangre.

El hierro se encuentra mayormente en el pigmento rojo de la sangre, en la hemoglobina. Es ahí donde desempeña su función principal: fijar el oxígeno que ha pasado de los pulmones al torrente sanguíneo, para transportarlo después a las células del organismo. Por tanto, el hierro puede considerarse un micronutriente que asegura la vitalidad, la energía y el rendimiento. Cuando hay carencia de hierro la piel se vuelve más pálida, se reseca, el crecimiento del cabello y las uñas es más lento y el organismo es más propenso a las infecciones. También se producen episodios de pérdida de apetito y falta de concentración.

Cómo combatir el paso del tiempo

El zinc tiene una importancia especial para la piel. Casi todos los trastornos y afecciones de la piel, cabello y uñas mejoran notablemente si los niveles de este mineral son los apropiados. Entre los beneficios de su consumo y buena absorción para tu piel, se encuentran:

❏ Ayuda a regular la actividad de la glándula sebácea (grasa) en el cuerpo, así como en la formación de colágeno.

❏ Previene la formación de radicales libres.

❏ Interviene en la concentración adecuada de vitamina E y la buena absorción de la vitamina A, que inciden en la salud de la piel.

❏ Previene que las uñas se debiliten, tengan puntos blancos o se quiebren.

❏ Fortalece los folículos y cuero cabelludo, por lo que disminuye la pérdida del pelo.

El zinc está presente en numerosos alimentos, entre ellos las carnes rojas, los huevos, algunos pescados y mariscos, las nueces, las legumbres y los cereales integrales.

Tratamiento mediante plantas medicinales

Las plantas medicinales no solo pueden ayudarnos a solucionar determinadas dolencias, sino que además cuidan la piel de una manera natural. Con estas plantas se pueden elaborar cremas caseras o aceites que se aplican directamente sobre la piel, para lograr los efectos beneficiosos deseados.

El aguacate es rico en vitaminas. De la carne de su fruto se obtiene un aceite que se utiliza como sustancia base de una gran número de productos cosméticos. La razón: contiene lípidos y vitaminas de una forma que es especialmente fácil de asimilar por la piel. El tratamiento de la piel con aguacate es una opción natural que no solo regula la hidratación de manera inmediata sino que además estimula la formación de colágeno, potenciando un equilibrio interno que permanece en el tiempo. Puede triturarse y combinarse con productos naturales como la arcilla, los aceites esenciales, la miel, y aplicarse como crema. Se puede realizar una mascarilla hidratante para la cara con aguacate y plátano. Fueron los egipcios los que utilizaron esta fruta para regular el crecimiento del cabello y evitar la pérdida de cabello. Podemos obtener sus vitaminas y minerales a través del uso de la fruta cruda o aceite de aguacate. El aceite se absorbe fácilmente en el cabello, por lo que es el más adecuado para el cabello seco. Esta fruta hace el pelo brillante y hermoso. Funciona eficazmente cuando se utiliza como una mascarilla para el cabello seco. No sólo nutre sino que también fortalece el cabello.

La almendra contiene un valioso aceite que tiene un contenido en lípidos del 55%, siendo especialmente rico en vitaminas y minerales para la piel. Resulta muy apropiado para el cuidado de las pieles secas e irritadas y favorece el proceso de curación de pequeñas heridas. Muchos productos contienen el aceite de almendras entre sus ingredientes, aunque por su extrema suavidad también es apreciado como aceite de masajes. Entre las afecciones de la piel, las estrías son las que más molestan a las mujeres después del parto, cuando han adelgazado demasiado, etc. El aceite de almendras es un excelente remedio casero para las estrías, ya que regenera la piel, la deja más humectada y suave. Esto es debido a los ácidos grasos y a la vitamina E. Los beneficios del aceite de almendras para el rostro son varios:

❑ Es hidratante y nutritivo: sus ácidos grasos y riqueza vitamínica es ideal para hidratar todo tipo de pieles, combatir la resequedad y prevenir las irritaciones. Protege la piel frente a la pérdida de agua y el resultado es un tacto mucho más suave y sedoso.

❑ Es exfoliante: puede ser de gran ayuda para eliminar todas las células muertas acumuladas en el rostro, combatir las impurezas y dejar la piel mucho más luminosa y llena de vida.

❑ Actúa contra el envejecimiento: gracias a los antioxidantes, como la vitamina A y la vitamina E, las proteínas y los aminoácidos que contiene, previene la aparición prematura de los signos de la edad y favorece la renovación celular. Contribuye a la producción de colágeno y esto evita la formación de arrugas y que la piel se vuelva flácida.

❑ Mejora las afecciones cutáneas: es un buen tratamiento natural para aquellas personas que sufren de psoriasis o dermatitis, pues además de hidratar la piel, alivia los picores, la inflamación y el enrojecimiento que afecciones como estas pueden ocasionar.

❑ Unifica el tono de la piel: funciona muy bien para equilibrar el tono de la piel del rostro y lograr que todas las zonas se vean iguales. Por ello, es un estupendo remedio natural para aclarar aquellas zonas que pueden verse más bronceadas que otras tras las exposiciones solares.

❏ Reduce las ojeras: hidrata y desinflama la piel que hay debajo de los ojos, lo cual ayuda a atenuar las ojeras.

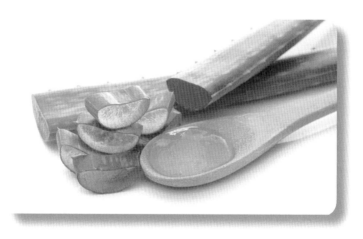

El aloe vera pertenece a la familia de las liliáceas. Con hojas gruesas y carnosas, recuerda a los cactus. Al romper sus hojas emana un jugo transparente, que es procesado y añadido a diferentes productos cosméticos. Actúa como un fuerte protector solar y es capaz de fijar el agua, hidratando la piel. Tiene un efecto balsámico, protector y nutritivo, lo que lo hace un producto idóneo para la piel. Se encuentra en cremas para el cuidado de las pieles secas y sensibles, mascarillas y emplastos, aceites para la piel y productos de protección solar. Si se desea aplicar el gel del aloe como mascarilla, se debe comenzar por abrir longitudinalmente la hoja de esta planta y retirarle la pulpa. Luego, colocar en un recipiente añadiendo algo de cilantro finamente picado, dos cucharadas de leche, una de miel y cúrcuma, mezclando todo hasta que se forme una pasta homogénea. Una vez preparada la mezcla, aplicar sobre el rostro, dejando que actúe unos diez o quince minutos.

El árnica tiene unos efectos extraordinarios en el tratamiento de las heridas. De ahí que muchas pomadas para su curación contengan árnica. Es una sustancia que actúa contra las inflamaciones, puede matar bacterias y mitigar dolores. Se aplica, sobre todo, en torceduras y hematomas. Se trata de un verdadero remedio natural que tiene una acción muy intensa y que puede provocar irritaciones en zonas especialmente sensibles. Puede encontrarse en forma de pomada, crema, gel o aceite y puede solucionar problemas relacionados con los huesos, los tendones o los músculos.

- Propiedades analgésicas del árnica. Nos ayudan a aliviar el dolor de esguinces, contusiones y otras lesiones.

- Propiedades antiinflamatorias del árnica. Explican por qué esta planta medicinal ayuda a desinflamar y reducir la hinchazón temporal de las lesiones, así como los moretones. Esto se debe a que contiene un compuesto llamado helenalina.

- Propiedades antimicrobianas del árnica. Muy útiles para combatir irritaciones menores de la piel.

La caléndula crece especialmente en las regiones mediterráneas. El extracto de sus flores se emplea en diversos productos cosméticos, ya que contiene saponinas, unas sustancias amargas y un aceite esencial que limpia la piel y estimula su regeneración. Tiene, además, un efecto antiinflamatorio, por lo que muchas pomadas farmacológicas la emplean para la curación de heridas. También se puede encontrar en tintura, pomada o aceite, y es eficaz contra las irritaciones de las mucosas en la zona de la boca y la garganta. Los cinco grandes beneficios que convierten a esta planta en tu mejor aliado para la piel son:

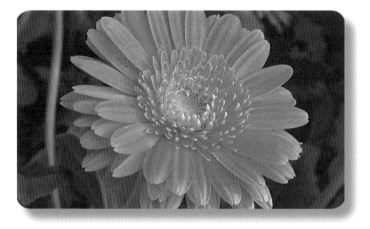

❏ Ayuda contra el dolor. Ayuda a reducir el dolor y los procesos inflamatorios al aplicarse tópicamente sobre la piel.

❏ Es regenerativo y cicatrizante. Tiene propiedades que ayudan a sanar con mayor velocidad las heridas, las quemaduras y las úlceras, pues incrementan la cantidad de sangre que fluye hacia las partes lesionadas del cuerpo y proporcionan asistencia en la producción de colágeno, cuya función principal es reparar los tejidos cutáneos dañados. También puede utilizarse en manos y pies agrietados, quemaduras, psoriasis, irritaciones dérmicas, rasguños, eccemas, labios secos, acné, entre otros.

❏ Beneficia a los bebés. Es muy útil en el tratamiento de las rozaduras provocadas por el pañal en los bebés.

❏ Ayuda a tratar úlceras. Funciona en el tratamiento de úlceras y en venas varicosas o várices.

❏ Ayuda a tratar las articulaciones. Ayuda en el tratamiento de esguinces articulares.

La cola de caballo crece en terraplenes y márgenes de los caminos. Sus brotes frescos contienen ácido salicílico, flavonoides y muchos otros principios activos. Sus principios activos se emplean en el tratamiento de enfermedades crónicas tales como la psoriasis o el acné. Su alto contenido en silicio, el cual ayuda a formar el colágeno, nutre profundamente la piel y las uñas, y gracias a sus propiedades depurativas nos permite mantenerlas limpias de toxinas y bacterias y hongos. De este modo, la cola de caballo ayuda a prevenir la aparición de granitos, eczemas y arrugas, e incluso puede atenuar las estrías. Además, es un potente regenerador celular, lo que contribuye a la cicatrización de heridas y marcas en la piel. Gracias a sus propiedades astringentes, puede controlar o incluso curar las hemorragias. Es recomendable en el caso de heridas sangrantes, úlceras cutáneas o menstruaciones abundantes.

El germen de trigo es muy apreciado en la industria cosmética, ya que contiene vitamina E y ácido linoleico como ningún otro aceite vegetal. De esta forma, protege la piel, favorece su regeneración y la nutre de un modo óptimo. Muchos productos para el cuidado de pieles secas, maduras o con granos contienen aceite de germen de trigo. Las mascarillas y los emplastos preparados a base de germen de trigo pueden ayudar en la prevención de la formación de arrugas. También es un aceite para masajes muy eficaz, nutriendo la piel y dejándola muy suave. Enfermedades como la psoriasis o el eczema pueden curarse utilizando germen de trigo, así como también quemaduras, incluyendo las provocadas por el sol, y las erupciones cutáneas, al tiempo que mejora el aspecto de la piel seca. Por si fuera poco, sirve como protector solar natural, para tratar la dermatitis en niños y adultos sin riesgos, y ayuda a reducir visiblemente las cicatrices.

El hamamelis constituye un verdadero milagro para la piel. Su acción terapéutica se centra en la acción de corteza y hojas, que contienen taninos y aceites. Estos principios activos estimulan la curación de las heridas, confieren tersura y vigor a la piel. De ahí que se añada a los productos curativos dedicados al cuidado de la misma. También ha demostrado su eficacia en tratamiento de las quemaduras solares. Las hojas de hamamelis permiten limpiar la grasa acumulada en el rostro. Se puede preparar un tónico limpiador con 15 g de hamamelis y seis cucharaditas de agua hirviendo. Se deja el líquido reposar durante diez minutos y, transcurrido este tiempo, se cuela el líquido resultante y se introduce en un atomizador y se aplica sobre la piel. La solución debe aplicarse a través de una tela, que debe sumergirse en líquido mezclado con agua tibia. Gracias a esto, los vasos sanguíneos se fortalecen, evitando las marcas de cansancio. El agua de hamamelis también ayuda a mantener el cabello sano. Al igual que un champú, se aplica sobre el cabello, frotando durante diez minutos. Una vez culminado el tiempo, se enjuaga el cabello.

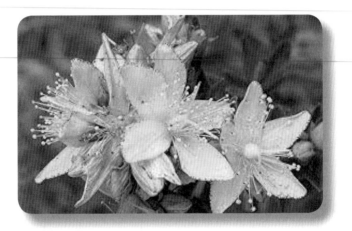

El hipérico suele crecer en los márgenes de los bosques y los caminos. De sus hojas puede obtenerse un valioso aceite. Sus componentes calman la piel, mitigan irritaciones y aceleran el proceso de curación. Se emplea en un gran número de productos para el cuidado de las pieles secas e irritadas. También las pomadas que tratan las pieles agrietadas contienen aceite de hipérico. Sus beneficios son muchos otros:

- Antiinflamatorio en caso de golpes.

- Es un poderoso antiséptico, capaz de curar todo tipo de heridas.

- Es un preparado excelente para tratar las afecciones de la piel.

- Contiene hiperforina, con propiedades antibióticas, sedantes y capaz de estimular la muerte natural de las células dañadas de cara a la renovación de los tejidos.

- También es un aceite my utilizado como regenerador de la piel, por las propiedades que le confieren sus componentes.

- Preparado antiarrugas: una cucharada de café con aceite de hipérico, otra de aceite de rosa mosqueta y por último una de germen de trigo, mezclar todo y aplicar por el rostro una pequeña cantidad como si fuera un serum nutritivo por las noches.

La jojoba contiene un aceite que se extrae de sus semillas y cuya estructura es prácticamente calcada a la de los lípidos de la piel del ser humano. De ahí que sea extraordinario como protector de la piel y como nutriente, especialmente en el caso de pieles secas y maduras. El aceite de jojoba es no tóxico ni alergénico. Esto significa que no tapa los poros y no causa ninguna reacción alérgica. Tampoco es un irritante, por lo que con seguridad se puede usar alrededor de los ojos y la piel. Además de eso, no causa una sensación grasosa cuando se usa en la piel como otros aceites lo hacen. Tiene diversas funciones en la piel.

- Funciona como un humectante profundo en el cuero cabelludo.

- Se utiliza como tratamiento contra el pelo graso.

- El aceite de jojoba puede prevenir la pérdida de cabello.

Cómo combatir el paso del tiempo

Monica Blanchet

La manzanilla destaca entre las plantas medicinales por su importancia en el cuidado y tratamiento de la piel. El aceite de flores de manzanilla contiene una serie de principios activos que calman la piel irritada y tienen un efecto antiinflamatorio especialmente en las pieles sensibles.

Puede preparar una infusión de manzanilla y congelarla, una vez fría, en unidosis. Envolviéndolas luego en trozos de gasa, pueden ser muy útiles para combatir la irritación y la inflamación de la piel. El agua de manzanilla también puede ser muy útil para limpiar de bacterias un cutis afectado por el acné. Las bolsitas de manzanilla pueden ser una excelente opción para combatir las ojeras y la inflamación de los párpados. Si aplica agua de manzanilla al cabello con un atomizador y luego se expone a la luz solar, se puede obtener un tono más claro, de paso se controlará el exceso de grasa del cuero cabelludo.

El aceite de oliva resulta muy útil para combatir la sequedad del cabello, evitando que se dañe y, en algunos casos, se rompa. Para evitar esta circunstancia se puede usar una mascarilla semanal con aceite de oliva. Es uno de los hidratantes más efectivos que existen. Se puede emplear para tratar las uñas frágiles y quebradizas o el cabello dañado, potenciando la hidratación y combatiendo la resequedad. El aceite de oliva tiene la capacidad de reparar los tejidos dañados de la piel, por eso es muy recomendable en el caso de heridas, marcas o cicatrices, aportando a la dermis las vitaminas necesarias para su recuperación. Gracias a sus ácidos grasos y al aporte de vitaminas E y K, ayuda a combatir el envejecimiento prematuro, restableciendo la elasticidad natural y su apariencia suave.

Otros tipos de tratamientos

Preservar la piel sana es un objetivo que merece la pena tener en cuenta. Por eso es fundamental prestar alguna atención adicional de vez en cuando. Llevar un estilo de vida sano, una alimentación equilibrada, hacer algo de ejercicio, y someterse a algunas sesiones de relajación son fundamentales para lograr este objetivo.

Los baños, las mascarillas y los emplastos, aplicados con los principios activos adecuados, no solo confieren juventud y frescor a su aspecto exterior, sino que le ayudarán a encontrar el bienestar y la armonía interior. Desde hace décadas, la naturaleza humana ha ido aplicando con enorme sabiduría los baños, los extractos vegetales, la leche, la arcilla y el fango como herramientas de belleza. Estas sustancias pueden realzar el aspecto personal y convertirse en remedios cosméticos específicos. La historia nos dice que la reina Cleopatra confió en la acción regeneradora del gel de aloe, en la miel, el agua de rosas y la manteca de cerdo. La emperatriz Catalina de Rusia elaboraba sus propios aceites con albaricoques, almendra y oliva, y empleaba también la madera de sándalo, el romero, la menta y el laurel.

❑ Mascarilla de yogur: Lávese la cara y séquela. Aplique 125 g de yogur natural, repartiéndolo por todo el cutis y dejando libre la zona de los ojos. Deje que la mascarilla actúe durante 20 minutos y retírelo luego con agua caliente.

◻ Mascarilla con tierra medicinal: Sobre el cutis previamente lavado, aplique una mezcla de tierra medicinal a base de agua y un par de gotas de aceite de almendras. La consistencia de la mascarilla, que debe ser cremosa, debe adherirse bien a la piel. Deje que la mascarilla actúe durante diez minutos y aclárese con agua tibia. La tierra medicinal absorberá el exceso de grasa y dará tersura a la piel.

◻ Mascarilla con manzana y pepino: Esta mascarilla le servirá para hidratar la piel, darle elasticidad y que parezca más joven y fresca. Pele el pepino y ralle las manzanas. Con un paño limpio, exprima el líquido y aplique esta masa sobre la cara, dejando libre la zona de los ojos. Esta mascarilla debe actuar durante diez minutos, pasado este tiempo debe aclararla con agua tibia.

◻ Emplasto con compota de castaña: Los ácidos grasos y los minerales de la castaña ayudan a combatir la formación prematura de arrugas y el aspecto cansado o muy tenso de la piel. Para ello, debe emplear la compota de castaña que puede encontrar en cualquier tienda de productos dietéticos. Reparta esta masa sobre el cuello y el escote bien limpios, y deje que actúe durante unos veinte minutos. Retire el emplasto con alguna toallita desmaquilladora.

El agua del mar se ha empleado desde siempre para aliviar problemas de la piel. La llamada talasoterapia se ha convertido estos últimos años en un tratamiento alternativo para quienes buscan la relajación y activación de la circulación sanguínea. La sal marina, los oligoelementos como el yodo y el selenio, así como algunos componentes de las algas, pueden ser muy beneficiosos para una piel enferma. La composición química del agua del mar es similar a la sangre humana, de ahí que la piel tenga esa facilidad en absorber los minerales que contiene. Algunos de los beneficios de la talasoterapia son:

❏ Tonificación de los músculos y limpieza de la piel.

❏ Pérdida de peso a consecuencia de la activación del metabolismo.

❏ Mejora del funcionamiento cardiovascular.

❏ Fortalecimiento del sistema inmunológico.

❏ Mejora de la calidad de sueño.

❏ Alivia los síntomas del eccema y la psoriasis.

❏ Alivia el dolor de espalda y el dolor muscular en general.

❏ Reduce el estrés.

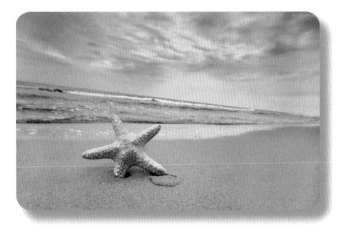

Las sales y los oligoelementos del agua marina refuerzan el sistema inmunológico. Al inhalar agua marina se estimulan las mucosas de la nariz, la boca, la faringe y los bronquios. Las inflamaciones se curan más rápidamente y las mucosas adquieren mayor resistencia. Los baños en agua marina también refuerzan las defensas de la piel. Los eccemas y los granos pueden tratarse de manera suave y sin efectos secundarios.

En el fango también encontramos incontables sustancias beneficiosas: gran cantidad de minerales y compuestos orgánicos como celulosa, ácido húmico e incluso hormonas. Son sustancias que tienen un efecto positivo en el metabolismo, estimulan la circulación y combaten los procesos inflamatorios. En el antiguo Egipto se aprovechaban para curar heridas, golpes e inflamaciones de órganos como el riñón, el hígado o el estómago. Hoy en día tiene un propósito estético y cosmético, ya que entre sus propiedades está la posibilidad de tener una piel más radiante. Es importante diferenciar entre fango y arcilla. Mientras que el primero procede del fondo del mar, la arcilla se obtiene de la tierra. El fango posee un mayor número de oligoelementos, por lo que sus propiedades y sus usos pueden considerarse mayores.

Se puede decir que la fangoterapia tiene propiedades remineralizantes, purificantes, calmantes y estimulantes, aunque esto dependerá del tipo de barro utilizado, puesto que el contenido mineral de la tierra que se utiliza varía mucho de unos lugares a otros. Posee magnesio, cobre, zinc y silicio, que están considerados como grandes regeneradores celulares, capaces de activar la formación de elastina y colágeno. También es capaz de eliminar el exceso de grasa, por lo que resulta muy adecuado para eliminar el acné, limpiando los poros en profundidad. El fango utilizado a 45° es un excelente tratamiento para lesiones óseas, artritis o reuma, mientras que utilizado a 35° reactiva la circulación y relaja y tonifica los músculos.

La arcilla también se emplea como terapia natural para el tratamiento de la piel. Sus propiedades son depurativas, desintoxicantes y antisépticas, capaces de absorbe todo tipo de sustancias tóxicas. Hay tres tipos de arcillas, la verde, la blanca y la roja. La primera sirve para tratar inflamaciones, dolencias o lesiones, utilizándose en forma de cataplasma. Tiene un efecto antibacteriano y purificante, dando a la piel una constante sensación de frescor y elasticidad. Regula el exceso de grasa, por lo que se puede emplear para tratar los puntos negros o como mascarilla para el rostro. La arcilla blanca contiene aluminio y silicio. Tiene una poderosa acción antiinflamatoria y desintoxicante. Se emplea en cosmética y en la regeneración celular, para eliminar impurezas, ya que deja la piel suave y lisa gracias a ese poder astringente. Entre otras de sus propiedades la arcilla blanca para ser ingerida ayuda a combatir el estreñimiento por su poder de arrastre y resulta interesante para la protección de las mucosas intestinal y gástrica. Y la arcilla roja tiene un alto contenido en hierro y óxidos. Está indicada para las pieles sensibles y delicadas. Se suele emplear para el tratamiento del acné y para reducir afecciones gastrointestinales como las úlceras.

Los baños benefician a la piel sí, pero también tienen un efecto muy beneficioso para los músculos, los nervios y, en general, toda la circulación.

❑ Un baño con miel, leche y sal. En una bañera con agua caliente, incorpore 100 g de sal marina y un litro de leche entera. Disfrute de ese baño vitalizante durante media hora. Después, dúchese brevemente con agua caliente y séquese con una toalla de rizo suave.

❑ Un baño estimulante se puede realizar con ¼ de litro de vinagre de manzana diluido en una bañera con agua tibia durante veinte minutos. El vinagre de manzana tiene un fuerte poder astringente, combate los agentes patógenos y absorbe el exceso de grasa. De ahí que sea muy adecuado para las pieles grasas. Puede ser muy útil en los casos de urticaria o de eccemas en la piel.

❑ Para las pieles más suaves se recomienda un baño en el que se haya incorporado salvado de trigo o de avena. Y es que el salvado contiene un gran número de vitaminas y minerales, así como una reserva importante de vitamina E, que ofrece protección a las células. Hay que dejar hervir 100 g de salvado de trigo o avena en tres litros de agua durante 15 minutos y, tras colar la mezcla, se añade esta mezcla a una bañera con agua caliente. Sumerja su cuerpo durante veinte minutos y deje que el agua con el salvado se seque sobre la piel.

❏ En el caso de pieles irritadas vierta dos litros de suero de mantequilla en una bañera y añada agua caliente. Sumérjase en la mezcla durante veinte minutos para notar el efecto calmante. El suero de mantequilla es un hidratante ideal para las pieles secas, ya que contiene calcio, así como muchos otros minerales y oligoelementos importantes para la salud de la piel. Es muy útil para aliviar estados irritados, enrojecimientos, erupciones alérgicas o eccemas.

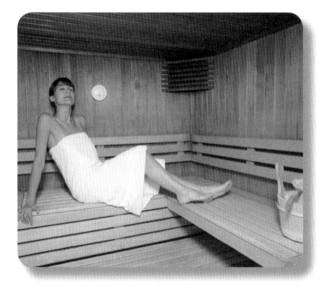

La sauna es una magnífica opción para relajar tensiones corporales y desintoxicar el cuerpo. Tiene muchas ventajas, ayuda a eliminar toxinas, dilata los bronquios, y regula la presión arterial. No es muy recomendable para aquellas personas que tienen problemas cardiovasculares, ni para los menores de edad o las mujeres embarazadas. Desde el primer momento en que uno entra en la sauna percibe la transpiración y la apertura de los poros de la piel. De esta manera, se eliminan las toxinas y se estimula el riego sanguíneo. En un sauna la temperatura oscila entre los 80 y los 100 grados centígrados (el hecho de que no se produzcan quemaduras tiene que ver con que se combina con una humedad muy baja -calor seco- y por lo tanto no llega a quemar) y que los riesgos de deshidratación son altos. Al transpirar el cuerpo, agua, electrolitos y otras sustancias del cuerpo emanan a través de los poros abiertos. La transpiración purga las toxinas microscópicas dañinas del cuerpo (células muertas y bacterias). El vapor caliente limpia las espinillas y los poros obstruidos. El resultado es una textura más suave y lisa.

Cómo tratar algunos problemas de la piel

La piel es uno de los órganos más importantes de nuestro cuerpo. Se encarga de comunicar sensaciones, expresiones... nos protege de bacterias, traumatismos, factores ambientales hostiles, previene la salida de líquidos y nos ayuda a mantener la temperatura del cuerpo.

Existen muchos problemas que pueden derivarse de unos malos hábitos en la alimentación y la higiene, aunque también influyen otros factores como el clima. Veamos los más importantes y algunas soluciones para aplacarlos.

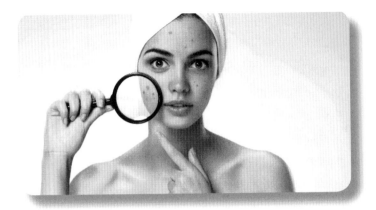

El acné

El acné es una enfermedad común de la piel que afecta a las glándulas sebáceas, principalmente en la cara, pero también en el cuello, la espalda, el pecho o los hombros. Cuando se obstruyen los poros que se conectan a las glándulas sebáceas a través de los folículos, la grasa acumulada junto a las células muertas rompe la barrera de la piel y causa una infección por bacterias. No es una amenaza para la salud, pero pueden quedar cicatrices y alterar la calidad de vida de las personas.

Las causas del acné pueden ser varias, desde una situación de estrés hasta un exceso de maquillaje, pero en la mayoría de casos sucede debido a los cambios hormonales durante la adolescencia. La testosterona estimula la actividad en las glándulas sebáceas, creando una piel más grasa y propensa a la aparición de esta enfermedad. Para combatirlo:

- Limpie la cara dos veces al día.
- Los productos debe aplicarlos después del lavado de la cara.
- Evite frotar la zona al secar.
- Aunque los alimentos no son la causa del acné, no debe abusar de: cerdo, grasas, mariscos, azúcares y alcohol.
- Evite el contacto del pelo con la piel de la cara. Se recomienda no llevar flequillo.
- Evite el uso de cosméticos que contengan aceites o grasas en su composición.
- Evite los protectores solares grasos, se recomienda utilizar aquellos que sean en gel o laca o que estén indicados para piel con acné o piel grasa.
- No toque los granos ya que suele ser una de las causas más frecuentes de complicaciones.
- Tenga paciencia. El acné es una patología que puede tardar mínimo tres meses en curarse.
- Evite el estrés. Para ello, es importante dormir ocho horas diarias y alimentarse saludablemente.
- Practique deporte, sobre todo al aire libre.
- No se exceda en maquillaje, ya que puede tapar más los poros y empeorar el problema.
- No trate las cicatrices mientras las lesiones estén activas.
- Utilice lociones y tratamientos a base de ácido salicílico o peróxido de benzoilo, que ayudan a evitar el acné y al mismo tiem-

po lo alivian. En caso de probarlos, asegúrese de seguir exactamente las indicaciones del producto y no use más cantidad de la indicada en cada aplicación.

Aftas

Se trata de pequeñas llagas o ulceraciones que pueden aparecer en los carrillos, los labios, la lengua, el paladar o la base de las encías. Son causantes de dolor y producen una mayor secreción de saliva. Son molestas al comer, especialmente los platos calientes o con muchas especias. Suelen deberse a una reacción errónea en el sistema de defensas del organismo, o aparecer en momentos de estrés y en épocas en que el sistema inmunológico se halla debilitado. Pueden realizarse enjuagues de manzanilla o algún tipo de producto astringente. En los casos más graves se recomiendan pomadas de cortisona. Algunos de los remedios caseros más eficaces para curar las aftas son:

- **El té negro:** Aplicar una bolsita de té negro sobre el afta ayuda a aliviar el dolor y el malestar causado por el mismo, ya que el té negro posee tanino, una sustancia que es astringente y que elimina residuos y suciedades.

- **Agua tibia y sal:** Enjuagar la boca con agua tibia y sal ayuda a desinfectar las aftas y acelerar su cicatrización, ya que la sal tiene una acción bactericida potente, eliminando las bacterias de la zona.

- **Una especia muy eficaz, el clavo:** Mascar un clavo también ayuda a curar las aftas rápidamente, ya que contiene propiedades antisépticas y analgésicas que son capaces de aliviar el fuerte dolor que provocan.

⊔ **El bicarbonato:** Aplicar bicarbonato de sodio directamente sobre las aftas puede causar dolor intenso y ardor en la zona, por lo que no es aconsejado. El bicarbonato ayuda a curarlas más rápido cuando disminuye el pH de la saliva, pero para ello, en vez de aplicarlo directamente sobre las aftas, se debe diluir una cucharada de bicarbonato de sodio en un vaso de agua y enjuagarse dos a tres veces al día.

Celulitis

La celulitis puede producirse por una mala alimentación, por falta de hidratación, por genética, sedentarismo retención de líquidos, entre otras razones. Genera un aspecto como si fuera una piel de naranja, especialmente en las piernas y glúteos. En la celulitis se altera el aspecto exterior de la piel, deja de tener una superficie lisa y regular y, en su lugar, se forman pequeños bultos que pueden resultar muy antiestéticos.

No se trata de una enfermedad, pero sí es un problema estético. Las mujeres que presentan un tejido conjuntivo débil y tendencia a las varices corren un alto riesgo de desarrollar celulitis. Durante el embarazo también se aflojan las estructuras del tejido conjuntivo, debido a los cambios hormonales, elevando el riesgo de celulitis. Cuando más tejido adiposo subcutáneo exista, más acentuada será la piel de naranja. Esta alteración subcutánea es más frecuente en las nalgas, la barriga, las caderas y los muslos, ya que es ahí donde las mujeres acumulan más grasas.

La mejor opción para combatir la celulitis es una alimentación sana y mucho ejercicio físico. Una dieta rica en fibras y vitaminas, con muchas hortalizas y frutas frescas, así como productos integrales, proporcionará a la piel las sustancias vitales que precisa. Trate de seguir una dieta baja en sal e ingiera muchos líquidos, sobre todo agua e infusiones de hierbas. Y haga, de vez en cuando, una cura de desintoxicación a base de arroz integral. Además, puede probar:

- **Con una bebida a base de manzana y miel:** El vinagre de manzana es uno de los mejores tratamientos anticelulitis, pues está compuesto por ácidos que trabajan a la perfección para el drenaje de los líquidos del cuerpo, fomentando la eliminación de toxinas y la depuración del organismo.

- **El cepillado en seco:** Uno de los mejores remedios caseros para la celulitis es mejorar la circulación de la sangre en la piel. El cepillado en seco es uno de los métodos que se recomiendan como remedios caseros para la celulitis. Cuando se cepilla la piel seca todos los días, se elimina el exceso de líquido y toxinas atrapadas en ella.

- **Aceite de maíz:** Utilizar una taza de aceite de maíz, ½ taza de zumo de pomelo y 2 cucharaditas de tomillo seco. Haga una mezcla con todos los ingredientes y úsela para masajear las zonas afectadas. Cubra las piernas con un plástico de esos que se usan para tapar comidas. Déjeselo media hora.

- **Cola de caballo:** Tome tres tazas de té de cola de caballo al día. La última que sea antes de acostarse. Este remedio solo puede ser usado por un período de tiempo limitado y solo por personas en buen estado de salud. No se debe tomar cola de caballo si padece de alguna enfermedad en los riñones, si está tomando otro diurético, si está embarazada o lactando.

☐ **Aceite de coco y limón:** Mezcle seis cucharadas de aceite de coco, dos cucharadas de aceite de limón y una cucharada de zumo de pomelo. Moje un guante de crin en la solución y dese masaje en la zona de piel de naranja tres veces por semana.

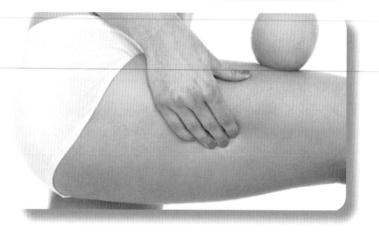

Eccemas

Los eccemas pueden manifestarse de muy diversas formas y aparecer en cualquier parte del cuerpo. Los hay secos, depurativos, con descamación, etc. Y las causas pueden ser muy diversas, alergias, infecciones, trastornos de la irrigación, uso de detergentes, radiaciones, medicamentos, etc. La predisposición genética también puede ser un factor clave. Y el tipo de piel también es decisivo.

Se pueden paliar los eccemas con algunos tratamientos naturales.

- **Un exfoliante a base de nueces:** Poner unas nueces en el procesador de alimentos para molerlas, que no llegue a hacerse aún una pasta. Mezcle con algún aceite vegetal y aplique en la piel con suavidad. Después de unos minutos, lava con abundante agua fría.

- **La poderosa avena:** Basta mezclarla con agua y aplicar esta crema por toda la piel. Este remedio no solo alivia los escozores y la irritación, sino que también reduce las inflamaciones que el eccema produce. Permite también eliminar las células muertas y ayuda a que la piel nueva crezca más rápidamente.

- **El gel de aloe vera:** El gel de aloe vera es el tratamiento natural más efectivo que se conoce pues tiene un efecto antiinflamatorio sobre la piel. No es una sustancia tóxica ni causa comezón cuando se aplica en el área dañada. Se puede sembrar en el jardín y usar directamente el gel que tienen sus gruesas hojas o comprar en la farmacia procesado.

Cómo combatir el paso del tiempo

Bibliografía

Arteaga, Esteban de; *Investigaciones sobre la belleza ideal*, Madrid, Comunidad de Madrid, 1993, pp. IX-XXXIX y 49-104

Bettin, Annalisa; *100 recetas anticelulitis*, Editorial Obelisco.

Brigo, Bruno; *Todo sobre la piel*, Terapias verdes.

Cabana, Guy; *¡Cuidado! Tus gestos te traicionan*, Editorial Sirio.

Cuevas Fernández, Olga; *Tratamientos naturales al alcance de todos*, RBA editorial.

Deutsch, Jean- Jacques; *Las estaciones de la piel*, Editorial Paidós.

Perricone, Nicholas; *El libro antiarrugas*, Editorial Panorama.

Raichur, Pratima; *Ayurveda*, Amat editorial.

Robbins, Tina; *Tratamiento natural para eliminar la celulitis*, Editorial Océano.

Títulos de la colección Básicos de la salud

Zumos verdes - *Mirelle Louet*

La combinación de los alimentos - *Tim Spong y Vicki Peterson*

Alimentos anticáncer - *Blanca Herp*

Superfoods - *Blanca Herp*

La curación por el limón - *Horatio Derricks*

El poder curativo del ajo - *Dr. Stephen Fulder*

Detox - *Blanca Herp*

La cura de uvas - *Blanca Herp*

El libro del vinagre de manzana - *Margot Hellmiß*

Zumos para una vida sana - *Caroline Wheater*

Smoothies - *Mireille Louet*

Cocina sana - *Emma Miller*

Smoothies para niños - *Mireille Louet*

Infusiones para vivir mejor - *Erika Busch*

Títulos de la colección Esenciales:

Los puntos que curan - *Susan Wei*

Los chakras - *Helen Moore*

Grafología - *Helena Galiana*

El yoga curativo - *Iris White y Roger Colson*

Medicina china práctica - *Susan Wei*

Reiki - *Rose Neuman*

Mandalas - *Peter Redlock*

Kundalini yoga - *Ranjiv Nell*

Curación con la energía - *Nicole Looper*

Reflexología - *Kay Birdwhistle*

El poder curativo de los colores - *Alan Sloan*

Tantra - *Fei Wang*

Tai Chi - *Zhang Yutang*

PNL - *Clara Redford*

Ho' oponopono - *Inhoa Makani*

Feng Shui - *Angelina Shepard*

Flores de Bach - *Geraldine Morrison*

Pilates - *Sarah Woodward*

Relajación - *Lucile Favre*

Masaje - *Corinne Regnault*

Plantas Medicinales - *Frédéric Clery*

Bioenergética - *Eva Dunn*

El poder curativo de los cristales - *Eric Fourneau*

Hidroterapia - *Sébastien Hinault*

Stretching - *Béatrice Lassarre*

Zen - *Hikari Kiyoshi*

Remedios naturales para la mujer - *Nina Thompson*

Aceites Esenciales - *Julianne Dufort*

Radiestesia - *Brian Stroud*

Kinesiología - *Laura Patterson*

La Técnica Alexander - *Valérie Desjardins*

El lenguaje del cuerpo - *Edwin Neumann*

Inteligencia emocional - *Marian Glover*

Hipnosis - *Hope Parker*

Qi Gong - *Léonard Boulic*

Medicina Tibetana - *Charlize Brooks*

Shiatsu - *Lorraine Bisset*

Aromaterapia - *Cloé Béringer*

Ayurveda - *Thérèse Bernard*

Terapia de Polaridad - *Marion Pegouret*

***

¿Quieres saber cuáles son los 15 alimentos que te van a hacer dormir mejor?
entra en:
http://redbookediciones.info/
e introduce el código
REGALO33